경피독

여성과 아이를
병들게 하는

경피독

이케가와 아키라(산부인과 의사) 지음
오승민 옮김

끄Clema
끌레마

다케우치 구메지 박사와 이나즈 노리히사 박사가 집필한《경피독》이 출판된 지 벌써 10여 년이 지났다. 그 책을 읽고 처음으로 우리 주변의 일상용품에 의한 경피독의 위험성을 깨달은 독자들도 많을 것이다.

　피부를 통해 유해한 화학물질이 흡수되고 이것이 우리 건강을 위협한다는 사실은 산부인과 의사인 필자 또한 예전부터 우려했던 문제이다. 왜냐하면 유해화학물질이 미치는 경피독의 영향이 뱃속의 태아나 신생아들에게 특히 위험하며 그 결과 생식기 이상과 여성질환의 증가를 초래하는 것이 아닌지 우려되기 때문이다.

　실제로 30년 전에는 거의 없었던 자궁내막증이 최근 급증하였다. 뿐만 아니라 유방암, 자궁암, 난소암 등 여성암 발병률 또한 일제히 증가했다. 이와 더불어 확연하게 빨라진 초경과 폐경, 불임증 증가 등 산부인과와 관련된 의료가 크게 변화했다. 그 원인을 규명해나가는 과정 중에 눈에 띈 것이 바로 경피독이다.

이 책은 유해화학물질이 피부를 통해 흡수된다는 경피독의 개념을 중심으로 여성질환 문제에 대해 다룬 책이다.

여기서 말하는 화학물질이란 물질을 구성하는 성분을 총칭한다. 일상생활용품과 음식뿐만 아니라 인체도 화학물질로 이루어져 있다. 그중에서도 인체에 유해한 영향을 미치는 화학물질을 유해화학물질이라 칭한다.

유해화학물질은 대부분 석유를 원료로 사용해 만든 석유화학물질로 볼 수 있다. 이 물질들은 인공적으로 합성되므로 이 책에서는 합성화학물질이라 부른다. 이 합성화학물질이 바로 많은 여성질환을 초래하는 요인 중 하나가 아닌지 의심된다.

단, 많은 질병이 그러하듯이 여성질환 또한 그 발병 원인을 하나로만 한정할 수는 없다. 따라서 독자들이 각자 판단할 수 있도록 이 책에 여성질환의 원인, 예방, 치료에 대해 최대한의 정보를 제공하고자 노력했다. 독자들에게 좋은 참고가 되었으면 하는 바람이다

차례 _____

머리말   4

1장
여성질환에 드리우는 환경호르몬의 그늘

여성질환은 조기 발견과 조기 치료가 중요   19
생활환경의 변화로 여성질환이 증가   20
식탁 풍경의 변화   22
일상생활용품의 대변혁   25
여성의 활발한 사회진출   26
자궁암을 일으킨 유산방지제 DES   30
여성호르몬과 유사한 작용을 하는 화학물질, 환경호르몬   31
극히 미량으로 작용하는 환경호르몬   32
세계 각지에서 야생동물의 생식이상이 발생   34
사람 정자에서도 발견된 생식이상   35
조기폐경으로 이어지는 난자의 감소   37
다이옥신과 자궁내막증의 관련성을 시사하는 벵골원숭이 실험   40
환경호르몬과 관련된 건강장애   41
환경호르몬에 대한 다양한 해석   43
위험 가능성이 있다면 문제의식을 가져야   44
화학물질이 체내로 흡수되는 세 가지 경로   50
경피독이 원인으로 일어난 비극적 사건   55
샴푸가 자궁내막증을 유발한다   57
탐폰이 자궁내막증을 유발한다   59
경피독이 의심되는 일상용품은 사용하지 말자   60

2장

생리리듬으로 살펴보는 여성 건강

생리통은 여성질환을 알리는 신호　67
기초체온으로 생리리듬을 파악　69
정상적인 생리리듬　70
여성호르몬이 생리를 관장한다　73
여성호르몬의 다양한 작용들　76
자궁내막은 착상란의 침대　77
호르몬 불균형으로 일어나는 생리이상　81
초경 시기가 비정상인 경우 ― 조발월경 · 지발월경 · 원발성 무월경　82
순조로웠던 생리가 멈추는 경우 ― 속발성 무월경　83
생리주기가 짧은 경우 ― 빈발월경　84
생리주기가 길거나 불규칙한 경우 ― 희발월경 · 부정주기　86
생리가 짧거나 반대로 긴 경우 ― 과단월경 · 과장월경　87
생리 출혈량이 적거나 반대로 많은 경우 ― 과소월경 · 과다월경　89
생리와 무관하게 출혈이 있는 경우 ― 부정출혈　90
생리 시의 복통, 두통, 요통 등 ― 생리통 · 월경곤란증　91
생리 전 심신에 불편을 느끼는 월경전증후군(PMS)　92
젊은 나이에 나타나는 폐경과 갱년기장애 ― 조발폐경 · 약년성 갱년기장애　94
폐경과 관련된 증상들 ― 갱년기장애　95
갱년기를 편안하게 보내기 위한 방법　97

3장

호르몬 불균형으로 생기는 여성질환

1. 자궁내막증　102
유해화학물질과의 관련성이 의심되는 자궁내막증　103
자궁내막증의 원인으로 추정되는 것들　105
자궁내막증의 주요 증상　107
자궁내막증이 생기는 과정　108
심한 생리통은 자궁내막증 검사를 받아야　111

자궁내막증의 치료   112

2. 자궁근종   116
자궁근종이란?   117
자궁근종이 생기는 위치   118
추정할 수 있는 원인들   120
검사를 통해 근종의 크기와 증상을 확인   121
자궁근종의 치료   122

3. 난소종양·난소낭종   126
난소낭종이란?   127
난소낭종의 종류   128
자각증상이 거의 없는 난소낭종   130
진단의 타이밍과 치료방법   131

4. 유방암   136
여성암 중에서 가장 발병률이 높은 유방암   137
유방암의 증상   139
유방암은 자가검진으로 조기 발견이 가능   143
병의 진행단계에 따른 유방암 검진   146
유방암의 치료   148

5. 자궁암   152
자궁암에는 자궁경부암과 자궁내막암이 있다   153
자궁암의 특징   154
자궁암 정기검진은 주로 자궁경부암 검진   158
자궁암의 치료   160

4장

엄마로부터 태아에게 대물림되는 경피독

엄마로부터 대물림되는 유해화학물질   165
뱃속 아기에게 장애를 초래한 공해문제   166
유산방지약 DES로 드러난 호르몬 활동의 교란   169
호르몬 분비가 멈춰도 원래 상태로 돌아가지 않는 반응   170
임신 3~4개월에 태아의 성별이 완성   172

태아는 화학물질에 대한 방어기능이 없다　173
대물림되는 화학물질 ― 세대를 이어가는 독성　175
먹이사슬에 의한 농축오염　177
모유에 함유되어 있는 다이옥신　179
모유냐 분유냐, 그것이 문제로다　181
이미 오염의 영향을 받은 현대인　184
경피독에 의한 태생적 불안요소를 피하려면　185

5장

여성질환을 극복하는 생활습관

일상생활용품을 재검토　191
매일 사용하는 합성세제의 유해성　193
주변에 널려 있는 유해한 일상용품　197
유해성이 적은 세제와 화장품을 고르는 방법　201
실천 가능한 범위 내에서 생활방식을 바꾼다　204
피부 면역력을 높이려면 장이 건강해야 한다　205
경피독을 이겨내는 몸만들기 ― 식생활의 기본　208
몸을 따뜻하게 만드는 식사법　209
보조제로 몸속 독소를 배출 ― 디톡스 효과　212
엄마와 아기에게 필요한 영양소　216
대두식품의 효과 ― 여성호르몬 작용을 돕는다　218
천연 프로게스테론 크림의 호르몬 균형 개선 효과　221
스트레스에서 벗어나도록 노력해야　223
태내기억　226
자신의 느낌을 믿어라　228

맺음말　232

◆ 여성이 걸리는 질병과 주변 일상용품과의 관계가 궁금하다면, 여성질환과 일상생활용품의 위험성에 대해 알고 싶다면 이곳을 읽으시기 바랍니다.

- 자신의 생리와 관련해 어떤 불안감을 느끼고 있다.
- 산부인과 진료를 받은 적이 없다.
- 국가에서 실시하는 산부인과 건강검진*을 받은 적이 없다.

*우리나라는 국민건강보험공단에서 유방암은 만 40세 이상, 자궁경부암은 만 20세 이상 여성을 대상으로 검진하고 있다. – 편집자

생리가 일어나는 원리,
여성질환에 대해
자세히 알아보자.

⇨ 2장

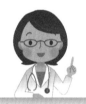

- 이미 폐경이 된 경우 또는 갱년기가 가까운 경우
- 폐경에 따른 증상들로 몸이 힘든 경우
- 갱년기가 지나고 살이 찐 경우

갱년기장애는
예방 가능하다.

⇨ 95쪽

- 가족이나 친척 중에 여성질환에 걸린 사람이 있다.

- 여성질환에 대해 자세히 알고 싶다.

- 여성질환을 예방하는 방법을 알고 싶다.

여성질환에 대한 올바른 지식을 갖도록 하자.

⇨ 19쪽, 3장

- 여성질환과 경피독의 관계에 대해 들어본 적이 있다.

- 생활 속의 경피독에 대해 자세히 알고 싶다.

- 경피독에 의한 여성질환을 예방하려면?

생활 속의 복병, 경피독을 이해하도록 하자.

⇨ 25쪽, 5장

- 나중에 아기를 낳고 싶다.

- 불임증이 의심된다.

- 출산과 몸 상태에 불안감을 느낀다.

출산과 불임증 때문에 혼자 고민하지 말자.

⇨ 2장

◆ 여성질환이 아닐까 걱정된다면, 다음 증상 때문에 고민하고 있다면, 이곳을 읽으시기 바랍니다.

자궁내막증의 주요 증상입니다.

⇨ 103쪽

- 생리통이 심하다. 또는 최근에 심해졌다.
- 생리통 외에 요통, 두통으로 괴롭다.
- 생리를 하지 않을 때에도 성교통, 배변통, 배뇨통, 수족냉증이 있다.
- 임신이 안 된다(불임증).

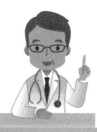

자궁근종의 주요 증상입니다.

⇨ 116쪽

- 생리혈이 많다. 또는 예전보다 생리혈이 많아졌다.
- 생리가 아닌 때에도 부정출혈이 있다.
- 빈혈이 있다.
- 요통, 하복부통, 하복부 팽만에 따른 불쾌감이 있다.

- 약한 하복부 팽만감이 있다.
- 변비가 있고, 배뇨 시 거북하다.
- 요통, 하복부통이 있다.
- 메스꺼움을 느끼고, 헛구역질을 한다.

난소낭종의
주요 증상입니다.

⇨ 126쪽

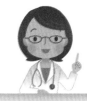

자궁암의
주요 증상입니다.

⇨ 152쪽

- 생리가 아닌 때에 부정출혈이 있다.
- 분비물의 양이 늘어나고 갈색이다.
- 생리불순이 계속된다.
- 하복부통이 있다.

- 유방에 멍울이 잡힌다.
- 유두를 가볍게 짜면 피가 나온다.
- 유방이 붉게 붓거나 열감이 있다.
- 어머니 또는 자매 중에 유방암 병력이 있다.

유방암의
주요 증상입니다.

⇨ 136쪽

◆ 생활습관으로 알아보는 경피독과 여성질환의 위험 정도

다음 항목 중 해당되는 것에 표시해보세요.

- ☐ 경피독이라는 말을 들어본 적이 없다.
- ☐ 일상생활용품의 유해성에 대해 생각해본 적이 없다.
- ☐ 결벽증이 있는 편이다.
- ☐ 외출할 때는 반드시 화장을 한다.
- ☐ 매일 반드시 샴푸로 머리를 감는다.
- ☐ 식사 후 반드시 치약으로 이를 닦는다.
- ☐ 매달 미용실에서 파마나 머리 염색을 한다.
- ☐ 외모 가꾸기를 좋아한다.
- ☐ 피부가 건조하고 쉽게 거칠어진다.
- ☐ 알레르기 증상이 있다.
- ☐ 탐폰을 사용한다.
- ☐ 끼니는 외식이나 편의점 도시락으로 때울 때가 많다.
- ☐ 다이어트를 해본 적이 많다.
- ☐ 영양을 고려하지 않고 음식을 먹는다.
- ☐ 기름진 음식을 좋아한다.
- ☐ 뚱뚱한 편이다.
- ☐ 몸 움직이는 것을 별로 좋아하지 않는다.
- ☐ 달달한 과자를 좋아한다.
- ☐ 취침과 기상시간이 불규칙하다.

□ 책임자 업무를 맡고 있다.

□ 사소한 일로 끙끙대며 고민하는 편이다.

□ 성실하고 꼼꼼하다는 말을 많이 듣는다.

□ 초경이 빨랐다.

□ 출산 경험이 없다.

□ 환경문제에 대해 생각해본 적이 없다.

√ 표시 개수

- **20개 이상** | 경피독 노출 위험도가 매우 높다. 여성질환을 예방하기 위해 평소 생활습관과 건강관리법을 재점검하는 것이 좋다.

- **15개 이상** | 생활 속에 보이지 않는 경피독의 위험이 도사리고 있다. 일상생활 용품의 사용방법과 영양관리에 신경 쓰도록 하자.

- **10개 이상** | 평소 건강에 대해 의식적으로 노력하고 있는 편이다. 여성질환 정기검진을 습관화하도록 하자.

- **9개 이하** | 경피독 측면까지 놓치지 않고 철저하게 건강관리를 하고 있다. 일상이 편안하다면 백점 만점이다.

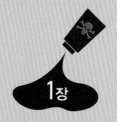

1장

여성질환에 드리우는
환경호르몬의 그늘

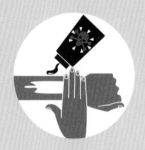

여성질환은
조기 발견과 조기 치료가 중요

　많은 여성들이 여성질환으로 불안해하며 다양한 고민을 안고 필자의 산부인과로 내원한다. 생리불순 때문에 힘들어요, 자궁내막증 진단을 받고 적출 수술을 권유받았는데 수술밖에는 방법이 없나요, 결혼한 지 오래되었는데 임신이 되지 않아요, 진찰받을 정도는 아니지만 요즘 들어 생리통이 심해져 생활하기가 힘든데 어떻게 해야 하나요…….

　산부인과 진료를 부끄럽게 생각하고 증상이 있어도 방치하거나 자궁 적출이나 강력한 호르몬 치료 등의 산부인과 치료가 모두 몸에 부담이 될 것이라고 생각하며 불안해하는 여성들이 많은 듯하다.

　그러나 비단 산부인과 치료뿐만 아니라 모든 의술에는 항상 위험 부담이 존재한다. 생존을 위해서는 불가피하게 무언가를 포기해야 하는 치료도 있을 수 있다. 다만 질병에 대한 해석에는 서양의학과 동양의학 등 다양한 관점이 존재하므로 질병을 극복하는 방법 또한 그만큼 다양하다. 최근에는 사전 동의(informed consent)라는 의료지침의 필요성이 주장되고 있다. 가장 중요한 점은 환자가 병원을 신뢰하고 납득하는 치료를 받는 것이다.

이를 위해서는 환자 자신이 그 질병에 대해 잘 알고 있어야 한다. 그리고 산부인과 진료에 대한 거부감 때문에 병이 악화될 때까지 방치하는 일만은 반드시 피해야 한다. 여성질환은 조기 발견 및 조기 치료가 무엇보다 중요하므로 초기에 진찰받는 것이 바람직하다.

최근에는 많은 여성질환에서 환자 수 증가와 발병의 저연령화 현상이 나타나고 있다. 질병에 따라서는 여성의 일상생활과 출산에 문제를 초래하는 경우도 적지 않다. 그럼에도 여성질환의 병리, 원인과 메커니즘, 진행 과정 등 아직 규명되지 않은 부분이 많다. 이렇듯 발병 원인이 특정되지 않았기에 결정적인 예방책 또한 없는 실정이다.

생활환경의 변화로
여성질환이 증가

그러나 몇 가지 요소가 여성질환의 발병 원인으로 지목되고 있다. 최근 수십 년 동안 환자 수가 급증하는 것으로 볼 때 현대 여성의 생활환경 변화가 그 원인 중 하나로 떠오르고 있다. 최근 현대인의 생활방식은 크게 변화했다. 20세기에 들어 문명과 과학의 발전으로 인해 인간의 생활은 더욱 편리해지고 쾌적해졌다. 그러나 물질적으로는 풍요로워졌지만 한편으로는 많은 것을 상실하기도 했다.

인류 역사가 시작된 지 이미 수백만 년이 흘렀다. 그 수백만 년의 세월에 걸쳐 진화된 우리 인체는 최근 겨우 100년이 채 되지 않는 시간 동안에 지금까지 경험하지 못한 환경에 노출되었다. 인간은 새로운 환경에 적응하는 데 그다지 능숙하지 못하다. 폐호흡을 하고 두 다리로 직립하는 등 인간은 오랜 세월을 거쳐 지구 환경에 서서히 적응하면서 기적이라고도 할 수 있는 높은 지능을 지닌 동물로 진화를 거듭해왔다. 그러나 우리도 모르는 사이 우리 지능은 능력의 한계를 초월하는 것까지 만들어내고 말았다.

자동차, 전철, 비행기 등 교통기관의 발달과 전자제품의 진보는 인간의 시간과 정보의 질을 크게 향상시켰다. 하지만 이로 인해 새로운 화학물질들이 대거 쏟아져나왔고 급기야 지구 환경까지 변화되고 말았다.

여성은 태곳적부터 달(月)이 차고 이지러지는 변화와 똑같은 주기로 배란을 거듭해왔다. 또한 과학으로는 절대 불가능한 아이를 잉태하는 능력을 가지고 있다. 생명의 탄생이 신비한 에너지로 가득 차 있다는 것은 지금까지 수많은 출산 현장을 경험한 필자도 늘 느끼는 사실인데, 이는 유구한 역사 속에서 만들어진 신비라 할 수 있다.

오늘날의 여성질환 증가는 현대 사회의 급격한 생활환경 변화가 인류 역사를 품어온 여성의 인체에 일종의 '뒤틀림'을 초래한 결과가 아닌가 싶다. 여성질환뿐만 아니라 '현대인병'으로 불리는 많은 질병들은 환경의 변화 속도를 따라잡지 못한 육체가 지르는 비명소리처럼 느껴진다.

생활환경의 변화를 여성질환의 발병 요인으로 보는 여러 가설들에 대한 실증연구가 다양한 조사와 통계를 바탕으로 계속 진행되고 있다. 그중에서 가장 유력한 가설은 식생활의 변화, 일상생활용품의 변화, 여성의 사회적 지위 향상 등이다. 이러한 요인들이 복합적으로 작용해 여성질환을 증가시키고 있는 것으로 보인다.

식탁 풍경의
변화

20세기 후반에 들어서 선진국의 식생활이 크게 변화했다. 식품가공기술이 발달함에 따라 보존성이 좋고 조리하기 간편한 정크푸드와 인스턴트식품이 대거 등장했다. 길거리에 즐비한 패스트푸드점에서는 쉽고 빠르게 한 끼를 때울 수 있다. 그런데 이들 음식에는 생산 과정에서 몇 단계의 화학공정을 거치는 동안에 다량의 식품첨가물이 첨가된다.

생산효율을 높이기 위해 농작물에는 각종 농약이 살포된다. 그리고 비닐하우스에서 열매가 숙성되기도 전에 수확된다. 심지어 유전자변형으로 품종을 개량하기까지 한다. 그렇게 해서 1년 사시사철 언제든지 먹을 수 있게 된 채소들에는 과거에 함유되어 있던 영양분이 대부분 결핍되어 있다.

가축들은 화학 사료와 각종 약제들로 범벅이 된 채 사육되고 있다. 한 예로 광우병은 가축 고기를 사료에 혼입한 육골분이 원인이 되어 발생했다. 공업폐수와 가정폐수로 오염된 하천과 바다에서 잡히는 생선들은 각종 오염물질들을 함유하고 있다. 근해에서 잡히는 생선에 임신부가 섭취하면 태아에 장애를 초래할 수 있는 양의 수은이 함유되어 있다는 사실이 뉴스에서 크게 보도되기도 했다.

이처럼 식품첨가물, 오염된 채소, 육류, 어패류는 우리 인체에 큰 부담을 준다. 특히 정크푸드와 인스턴트식품은 고칼로리이면서 비타민과 미네랄은 턱없이 부족해서 우리의 영양 균형을 크게 훼손시키고 있다.

일본인은 전후(戰後)에 식생활이 서구화되면서 과거에 먹지 않았던 유제품과 육류 섭취량이 크게 증가했다. 이들 음식은 소화될 때 특별한 소화효소가 필요하며, 포화지방산이라는 콜레스테롤과 중성지방으로 바뀌기 쉬운 지방을 다량 함유하고 있다. 일본인의 체질에는 쌀, 뿌리채소, 생선 중심의 식생활이 적합하다.

식생활의 서구화는 여성질환을 유발할 수 있는 호르몬 불균형의 원인이 된다. 여아는 발육이 빠를수록 여성호르몬이 필요 이상으로 빨리 분비되어 이후에 여성호르몬의 균형이 무너진다. 중성지방이 몸에 축적된 비만체질 여성은 암세포가 발생할 가능성이 높을 뿐만 아니라 호르몬 분비에 영향을 주는 유해화학물질이 체내에 많이 축적되어 있는 것으로 보고되었다.

또한 정크푸드 섭취와 지나친 다이어트로 영양 균형이 무너지면 여성호르몬이 충분히 분비되지 못한다. 이처럼 식품첨가물 등의 유해한 물질이 체내에 축적되면 여성호르몬의 작용에 여러 가지 지장을 초래할 가능성이 생긴다. 이런 사실들을 종합해볼 때 현대 식생활의 변화가 여성질환을 증가시키는 것으로 보인다.

일상생활용품의
대변혁

대량으로 생산되는 일상생활용품들은 대개 석유를 원료로 사용한 합성화학물질로 만들어진다. 100년 전에는 전혀 존재하지 않았던 이러한 새로운 화학물질들은 편리성만 부각될 뿐 과연 인체에 안전한지에 대한 검토는 제대로 이루어지지 않았다.

석유를 원료로 사용해 만든 합성화학물질의 발달에 따라 플라스틱과 비닐제품이 차례로 개발되면서 싼 가격에 대량으로 유통되기 시작했다. 가공하기 쉽고 튼튼한 플라스틱 제품은 이전까지 사용해왔던 목제품, 도기, 유리제품을 대신해 우리 일상생활 속에 깊숙이 침투했다. 끊임없이 새로운 제품이 개발되고 그때마다 낡은 제품은 바로 폐기되는 일이 반복되고 있다. 또한 폐기된 플라스틱과 비닐제품은 대량 쓰레기가 되어 지구 환경을 파괴하고 있다.

대기업들은 우리가 일상적으로 사용하는 세제와 화장품을 대량으로 생산해낸다. 물과 기름이 섞이게 만드는 합성계면활성제는 다양한 일상생활용품에 쓰이고 있는데, 매우 유해한 작용을 지닌 화학물질이기도 하다. 그 외에 방부제, 착색료, 향료 등 유해성이 의심되는 합성화학물질이 일상생활용품에 다량 첨가된다.

이처럼 누구나 매일 사용하는 일상생활용품은 그 안정성이 의문스러운 것이 대부분이다. 지금까지 별로 고려되지 않았으나 다양한 일상생활용품에 함유되어 있는 합성화학물질들은 피부를 통해 체내에 흡수되어 유해한 작용을 일으키는 것으로 밝혀졌다.

피부를 통해 유해화학물질이 흡수되는 것을 이 책에서는 '경피독'이라 부른다. 이러한 유해 작용은 특히 여성과 어린이들에게 매우 나쁜 영향을 미치는 것으로 보인다.

여성의
활발한 사회진출

문명이 발달함에 따라 여성의 사회적 지위가 향상된 것 또한 여성질환 증가와 무관하지 않다. 고학력 사회가 되면서 여성의 만혼화가 가속화되었다. 이에 따라 고령출산 및 아이를 갖지 않는 부부가 증가한 것이 여성질환 발병과 큰 연관이 있다.

여성질환 중에서도 유방암, 자궁내막암(자궁체부암), 자궁내막증, 자궁근종, 난소낭종 등은 여성호르몬인 에스트로겐의 영향을 받는 '에스트로겐 의존증'이라 불리는 질환들이다. 주로 에스트로겐이 과다하게 분비되어 발생하는 질환들로, 고령에 출산하거나 출산 경험이 없을 경우 생리횟수가 그만큼 늘어나 에스트로겐이 분비되는 기간이 길어지기 때문에 에스트로겐 의존증에 걸리기 쉽다.

또한 사회적 책임이 증가함에 따라 불규칙한 생활과 과도한 정신적 스트레스에 노출된 여성은 호르몬 균형에 이상이 생기고, 심하면 여성질환 발병으로 이어지기도 한다. 원래 정신적인 요인은 생리에 상당한 영향을 미치며 호르몬 균형을 깨뜨리기도 한다. 경우에 따라서는 스트레스와 과로로 생리가 끊기기도 한다.

예전부터 스트레스는 생활습관병을 유발하는 요인으로 알려져 있는데 여성질환에도 똑같이 적용된다. 여성질환 발병과 큰 연관이 있는 여성호르몬의 분비는 매우 미묘한 균형을 유지한다. 따라서 정신적인 스트레스를 받으면 바로 호르몬 분비의 균형이 깨질 수 있다. 언뜻 보기에 여성질환과는 관련이 없는 것 같은 수족냉증, 어깨 결림, 피부 거칠음, 붓기 등도 호르몬 불균형에 의해 일어나므로 주의해야 한다.

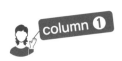

남녀의 성을 관장하는
성호르몬

호르몬이란 체내의 한 부분에서 분비되어 혈액이나 체액을 통해 몸 전체로 퍼져 극히 미량으로 특정 기관이나 조직의 기능을 조절하는 화학전달물질이다. 그중에서도 성호르몬은 남녀의 성을 관장하는 호르몬으로, 각각의 성호르몬에 의해 남녀의 성징이 발현된다. 이 작용에 따라 남자는 남성스러운 신체와 생식기능을, 여자는 여성스러운 신체와 생식기능을 갖는다.

성호르몬의 분비량을 조절하는 것은 뇌하수체에서 분비되는 성선(생식샘)자극호르몬이다. 이 호르몬은 각각의 성호르몬 분비량이 일정량으로 유지되도록 감독하고 조절하는 역할을 한다.

남성호르몬

남성호르몬의 역할을 하는 물질들을 총칭해 안드로겐이라고 한다. 주로 고환에서 분비되며 테스토스테론으로 불리는 호르몬이 대표적이다.

사춘기가 되어 수염이 나고 변성이 되는 것은 이 테스토스테론의 작용 때문이다.

여성호르몬

주로 난소에서 분비되며 에스트로겐(난포호르몬)과 프로게스테론(황체호르몬)이라는 두 여성호르몬이 있다.

이 두 여성호르몬의 분비량이 각각 조절되면서 생리주기에 따른 난소와 자궁의 변화, 배란에서 생리에 이르기까지의 변화가 일어난다.

여성의 성선자극호르몬은 FSH(난포자극호르몬)와 LH(황체형성호르몬)라는 호르몬으로, 이들에 의해 에스트로겐과 프로게스테론의 분비량이 조절되고 배란주기가 정해진다.

자궁암을 일으킨 유산방지제
DES

앞에서 유해한 화학물질이 원인이 되어 여성질환이 발생한다고 설명했다. 그럼 화학물질이 여성의 몸 안에서 어떤 작용을 하는지 알아보도록 하자.

화학물질과 여성질환 사이의 깊은 관련성이 표면화된 것은 1950년 대에 호르몬제인 DES(diethylstilbestrol)라는 유산방지제가 미국에서 폭발적으로 사용되면서부터다. DES는 화학합성으로 제조된 여성호르몬의 일종으로, 에스트로겐 작용을 하는 합성화학물질이다.

그런데 유산방지제로 효과가 큰 DES를 복용한 여성에게서 태어난 아이들이 젊은 나이에 암에 걸릴 가능성이 높다는 사실이 1970년 대에 밝혀졌다. DES를 복용한 여성에게서 태어난 여아들 중에 높은 비율로 젊은 나이에 질암, 자궁암, 난소암이 발병했고, 아들의 경우 고환암, 전립선암의 발병률이 높았다. 이러한 생식기암은 보통 젊은 연령에서는 거의 발병하지 않는다.

이후의 조사결과, 암 발병뿐만 아니라 여성은 선천적인 호르몬 균형 이상, 남성은 정자 수 감소와 고환의 정류고환, 요관협착 같은 장애가 다수 발생한다는 사실이 밝혀졌다. 이러한 사실들이 밝혀지자

DES는 그 뒤로 사용이 금지되었다. 그러나 약 20년간 사용된 약제의 후유증은 지금도 여전히 진행 중에 있다.

DES의 어떤 점이 생식기암을 증가시키는지에 대해서는 지금도 여전히 논의 중에 있다. 결론은 아직 나오지 않았으나 사용된 약제가 합성호르몬이었다는 사실, 암 발병 부위가 생식기에 집중되었다는 사실로 미루어볼 때 합성호르몬이 태아에 작용해 성기능과 생식기가 생성되는 과정에서 어떤 영향을 미친 것이 아닐까 여겨진다.

여성호르몬과 유사한 작용을 하는
화학물질, 환경호르몬

DES는 여성호르몬인 에스트로겐 작용을 하는 합성화학물질로, 과거에 플라스틱 원료인 비스페놀A로부터 합성에스트로겐을 합성하려는 시도가 있었을 정도로 두 화학물질의 구조는 매우 유사하다. 다르게 표현하자면 플라스틱 제품 중에는 본래 에스트로겐 작용을 하는 화학물질들이 있으며, 이것이 여성에게 유익한 효과를 나타내기도 하지만 반대로 악영향을 줄 가능성도 있다고 할 수 있다.

DES 문제가 발생한 때와 거의 비슷한 시기에 레이첼 카슨(Rachel

Carson)이 집필한《침묵의 봄(Silent Spring)》에 의해 농약 DDT가 야생동물의 생식기능을 위협한다는 사실이 세상에 알려졌다. 인류가 만들어낸 새로운 화학물질이 인간뿐만 아니라 야생동물의 생식기능에도 영향을 미친다는 사실이 표면화된 것이다.

그 후 1996년에 출판된 테오 콜본(Theo Colborn)의 저서《도둑맞은 미래(Our Stolen Future)》에서는 미국 5대호에 유출된 공업폐기물 PCB(폴리염화비페닐)가 주변에 서식하는 야생동물과 주변 주민의 생식기능과 발육에 이상을 초래하고 있다는 조사결과가 공개됐다. 이때부터 환경호르몬이라는 단어가 세상에 알려졌다.

환경호르몬의 정확한 명칭은 내분비교란물질이다. 환경 중에 존재하는 화학물질 중 체내에서 내분비 작용(호르몬 작용)을 교란하는 물질을 이렇게 부른다.

극히 미량으로 작용하는
환경호르몬

환경호르몬은 발견된 지 얼마 안 돼 밝혀지지 않은 부분들이 많다. 환경호르몬이 어떤 물질인지, 어떤 작용을 하는지, 어떤 영향을 미치는지 등 아직 규명되지 않은 부분들이 많이 남아 있다.

일반적으로 화학물질은 양과 농도에 비례해 그 독성이 강해지며, 일정 농도와 양을 초과하면 급격하게 강한 유해성을 나타내는 것으로 알려져 있다. 그런데 환경호르몬의 경우는 극히 미량으로도 독성을 나타낸다. 예를 들어 공해병에서 취급되는 화학물질은 ppm(100만 분의 1그램) 단위로 장애를 일으킨다고 알려져 있는데, 환경호르몬은 ppb(10억 분의 1그램)나 ppt(1조 분의 1그램) 단위에서도 장애를 일으킨다고 한다.

본래 생체에서 분비되는 호르몬 또한 극히 미량으로 각 기관에 작용하므로 환경호르몬이 극히 적은 양으로 인체에 영향을 미치는 것은 어찌 보면 당연하다. 생체 내에서 호르몬의 작용은 아주 미묘한 균형에 의해 이루어지기 때문에 인체에 침입한 환경호르몬 또한 그 작용의 양상을 특정하기가 어렵다. 따라서 환경호르몬의 실태를 파악하기 위한 조사와 연구가 쉽지 않은 것이다.

세계 각지에서 야생동물의
생식이상이 발생

그럼 환경호르몬이 생체 내 호르몬을 교란시킨다는 것이 어떤 의미인지 알아보도록 하자. 현재 확실하게 밝혀진 사실은 많은 환경호르몬이 여성호르몬의 일종인 에스트로겐과 매우 유사한 작용을 한다는 것이다. 그 외에도 부신피질호르몬이나 남성호르몬과 유사한 작용을 하는 환경호르몬, 에스트로겐의 작용을 방해하는 환경호르몬 등 매우 다양한 작용을 하는 환경호르몬이 있는 것으로 알려져 있다.

호르몬은 그 자체만으로 작용하지 않는다. 인체 내에 호르몬 작용이 필요한 장소에는 그 호르몬을 수용하는 수용체(리셉터)가 존재한다. 호르몬과 수용체가 결합해야 비로소 호르몬이 그 조직이나 기관에 작용하게 된다.

에스트로겐과 유사한 작용을 하는 환경호르몬은 주로 생식기관에 있는 에스트로겐 수용체와 결합해 원래 존재하는 에스트로겐에 의한 호르몬 활동을 방해한다.

에스트로겐은 남성의 몸에서도 다소 분비되기 때문에 남성의 몸 각 기관에도 에스트로겐 수용체가 존재한다. 인간이 아닌 다른 생물에도 암수를 불문하고 에스트로겐과 에스트로겐 수용체가 있다.

이런 사실 때문에 제기된 문제가 바로 환경 중에 방출된 화학물질이 야생동물의 생식기능에 이상을 초래할 가능성이 있다는 것이다. 《도둑맞은 미래》에서 공개한 조사결과에 따르면 미국 5대호 주변에 서식하는 야생동물들의 생식이상이 보고되었으며, 20세기 후반에는 세계 각지의 수많은 야생동물에서 생식기능 이상이 발견되었다.

야생동물의 생식이상은 암컷이 수컷으로 변하거나 수컷의 성기가 작아지는 등의 현상으로 나타났다. 그 원인은 이들 생물들이 서식하고 있는 지역을 오염시킨 화학물질로 추측되는데 그 화학물질이 바로 환경호르몬으로 의심받는 물질이다.

환경호르몬을 둘러싼 연구는 이러한 야생동물들의 실태를 조사하는 것에서 시작되었다. 그리고 화학물질에 의한 환경오염이 야생동물의 생식기능을 위협하고 멸종 위기를 초래한다는 여러 연구들은 그대로 인간에게도 적용 가능한 것으로 보고 있다.

사람 정자에서도 발견된
생식이상

1992년에 발표된 덴마크의 닐스 스카케벡(Niels Skakkebaek) 박사

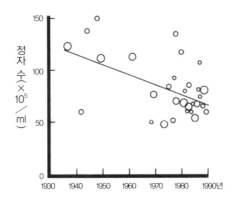

표1 | 정자감소 그래프

인간 정자 수의 변화[1938년부터 90년까지 보고된 61 보고사례를 바탕으로 집계
(Carlsen 등, 1992년 논문에서 인용)]

팀의 조사에 의하면 1938년부터 1990년까지 50년 동안 성인남성의
평균 정자 수는 정액 1ml당 1억 1,300만 개에서 6,600만 개로, 정액
양은 25% 감소한 것으로 밝혀졌다. 결론적으로 정자 수는 50년 동
안 약 절반까지 줄어들었다.

동시에 실시된 조사에서는 정액 1ml당 정자가 1억 마리를 초과하
는 남성 수가 줄어든 사실도 밝혀졌다. 한편 벨기에서 실시된 연구
에서는 성인남성 정액에 비정상적인 정자가 급증하고 있다는 사실
이 보고되기도 했다.

일본에서도 인공수정을 목적으로 수집된 정액을 대상으로 조사한 보고가 있다. 게이오 대학에서 1948년부터 실시해온 인공수정 연구에서 20~25세의 건강한 일본 성인남성의 정액을 조사한 결과 1970~1998년 사이에 정자 농도가 감소한 것으로 나타났다. 특히 1990~1998년에 채취된 정자에서 현저한 농도 감소가 관찰되었다.

정자 농도와 생식기능에 이변이 발생할 경우 그 원인이 되는 장애는 태아기(남성의 경우 고환 형성기)에 나타나는 것으로 알려져 있다. 조사한 정액이 20~25세 남성의 것임을 감안할 때 1940년대 후반에서 1970년 후반에 그 원인이 되는 어떤 장애를 받은 것으로 보인다.

마침 그 시기는 일본의 고도 성장기에 해당한다. 공장매연에 의한 대기오염의 공해문제가 심각해진 시기와 겹치는 것으로 볼 때 이 또한 환경호르몬의 영향이라고도 볼 수 있다.

조기폐경으로 이어지는
난자의 감소

이러한 문제는 정자에만 국한된 것이 아니다. 20세기 후반, 여성의 난자에도 어떤 변화가 일어났다.

난소에 있는 난자 수는 5~6개월의 태아기가 최고로, 약 700만 개 존재하는 것으로 알려져 있다. 그 후 태아가 성장함에 따라 난자 수가 감소하며 출생 시에는 약 200만 개로 줄어든다. 그리고 사춘기 때까지 조금씩 숫자가 감소하다가 배란(생리)이 시작될 즈음 난자 개수는 20~30만 개까지 감소한다. 이 시기의 난자는 감수분열이라는 세포분열 중간단계 상태이며, 배란 직전까지 휴지기에 들어간다.

한 번의 생리주기에서는 배란이 될 때까지 수 개에서 약 200개의 난자가 성장을 시작한다. 그러다 임신이 되지 않으면 그 개수만큼 원시난포가 사라진다. 그리고 남은 난자 개수가 약 2,000개가 된 시점에서 배란이 정지(폐경)된다. 임신 등으로 배란이 멈추는 것을 고려하지 않고 초경을 13세, 폐경을 53세로 잡아 40년 동안 생리를 한다고 가정하면 총 400~500회 정도 배란을 하게 된다. 한 번의 배란으로 100개의 난자가 사라진다고 가정하면 평생 4만 개의 난자가 필요하다는 말이다.

초경이 시작되기 전 난소에 있는 난자 개수는 여성이 가임기간 동안 충분히 배란할 수 있는 양이다. 그런데 최근 조기폐경(40세 이전에 폐경이 됨)하는 여성이 증가하고 있다. 다르게 말하면 젊은 나이에 폐경으로 인한 갱년기장애를 겪는 약년성(若年性) 갱년기장애 여성들이 늘어나고 있다.

그 원인은 난자가 세포분열을 할 때 어떤 원인에 의해 유전자가 손상 받아 본래 있어야 할 원시난포의 수가 감소하기 때문인 것으로 보인다. 세포분열 중에 있는 세포는 방사선이나 유해화학물질 등의 외부 인자에 매우 민감해 유전자 손상을 받기 쉽다.

고령 출산의 경우, 염색체나 유전자에 선천적으로 이상이 생길 확률이 높다고 알려져 있다. 이는 배란이 되기까지 매우 오래 걸린 것과 밀접한 관련이 있다. 난소 안에 보관되어 있는 난자는 세포분열을 일시 정지하고 배란되기까지 차례를 기다리고 있는 상태이므로 손상을 입기가 쉽기 때문이다.

대략적으로 계산하면 20세 여성의 난세포와 비교해 40세 여성의 난세포는 외부 요인의 영향을 두 배 정도 길게 받는다. 그만큼 유전자 손상을 받을 확률이 높다.

이런 사실들을 종합해볼 때 조기폐경 여성이 크게 늘어나고 있는 이유는 유해화학물질 등의 외부 요인이 난소에서 분열을 기다리는 난자의 유전자를 손상시키고, 이로 인해 배란될 난자의 개수가 점점 감소하기 때문이라는 가설을 세울 수 있다. 즉 여성이 배란할 수 있는 난자 수가 감소했을 가능성이 있다는 것이다.

다이옥신과 자궁내막증의 관련성을 시사하는
벵골원숭이 실험

정자와 난자에 이상이 생긴 현상은 20세기 후반부터 관찰되기 시작했다. 석유를 원료로 사용한 새로운 화학물질들이 대거 등장하기 시작한 때와 시기가 겹친다. 정자와 난자의 이상이 새로운 화학물질과 환경호르몬의 영향에 의한 것인지에 대한 논의는 지금도 활발하게 진행되고 있다.

1993년 미국의 셰리 리어(Sherry E. Rier) 박사가 보고한 실험은 여성질환 중 하나인 자궁내막증이 환경호르몬과 깊은 연관이 있음을 시사한다. 이 실험은 환경호르몬인 다이옥신을 벵골원숭이의 여러 그룹에게 용량을 조금씩 달리해서 투여하고 10년 뒤 이들의 생태를 조사한 것이다.

그 결과 다이옥신을 투여한 암컷 벵골원숭이는 투여한 양에 따라 다소 차이는 있었으나 70~80%가 자궁내막증을 앓았고 그중 40~70%가 중증이었다. 한편 다이옥신을 투여하지 않은 벵골원숭이는 30%만 경증의 자궁내막증을 앓았고 중증인 원숭이는 없었다. 이 연구를 통해 벵골원숭이의 경우 다이옥신이 자궁내막증의 발병에 관여한다는 사실이 밝혀졌다.

이 실험으로 자궁내막증과 다이옥신의 관련성이 크게 주목받게 되었다. 벵골원숭이 암컷의 생리를 인간 여성에게 그대로 적용시킬 수는 없으나, 다이옥신이 자궁내막증의 위험인자가 될 개연성은 있다고 할 수 있다.

벵골원숭이 실험에서는 태아기 때 모체 태내에서 다이옥신을 흡수한 원숭이에게 자궁내막증 발병이 더 많았다는 분석 결과가 함께 보고되었다. 우려스럽게도 인간 여성의 자궁과 난소, 출산 후의 태반과 양수에서도 다이옥신이 검출되고 있다.

환경호르몬과 관련된
건강장애

동물에게 생식이상을 초래하는 환경호르몬이 인간에게도 동일하게 생식이상을 초래하는지에 대해서는 앞으로 신중한 검토가 이루어져야 한다. 그러나 DES가 뱃속 아기에게 장차 생식기 암을 유발시킨다는 점, 그리고 여성질환의 증가 및 저연령화에 대한 해답을 아직 찾지 못하고 있다는 점에서 최근 증가하고 있는 인간의 생식이상에 환경호르몬이 관련 있는 것이 아닌가 하는 의견이 해마다 증가하고 있다.

자궁내막증이 과거 40년 동안 30배 가까이 증가한 현상을 비롯해 자궁근종과 난소낭종 또한 발병률이 상승하고 있다. 여성에게 발병한 암 중에서 유방암의 발병률이 위암을 제치고 1위가 되었으며 자궁내막암과 난소암 환자 수도 증가 추세에 있다.

앞서 언급한 닐스 스카케벡 박사의 연구에서는 정자 수의 감소뿐만 아니라 고환의 정류고환과 요도하열, 요관협착 같은 남성 생식기 이상이 저연령층에서 급증한 사실도 보고되었다. 덴마크에서는 고환암이 과거 50년 동안 3배 늘어났으며 다른 선진공업국도 비슷한 경향을 보인다.

현재 환경호르몬과 관련된 것으로 의심되는 건강장애는 다음과 같다.

- 정자 수 감소와 정자운동의 저하
- 고환암, 전립선암의 증가
- 자궁내막증, 불임증의 증가
- 자궁암, 난소암, 유방암의 증가
- 외부 생식기의 발육부전, 요도하열, 정류고환
- 알레르기, 면역기능의 저하
- IQ 저하

- 성 정체성 장애
- 파킨슨병

환경호르몬에 대한
다양한 해석

일본 환경성은 1998년부터 67종류의 화학물질을 환경호르몬으로 지정해 목록(내분비교란 작용이 있을 것으로 의심되는 화학물질 목록)을 공표해왔다. 그러나 일본에 없는 화학물질들이 다수 포함되었다는 점과 사회불안을 조장한다는 이유로 2005년 공표를 중지했다.

환경호르몬이라는 단어는 1998년 그해의 '일본 유행어 대상'에 뽑힐 정도로 사회에서 화제를 불러일으켰다. 그러나 일부 언론의 지나친 보도와 현대병의 원인을 모두 환경호르몬과 연관 짓는 풍조에 대한 비판의 목소리 또한 만만치 않았다.

환경호르몬의 영향은 실증하기가 어려운데다 여러 가지의 해석이 가능하다. 검증된 동일한 데이터를 두고도 어떤 학자는 환경호르몬의 작용으로 인한 현상이라 단언하고, 또 다른 학자는 환경호르몬의 영향이라 말할 수 없다고 결론짓는다.

쓰쓰미 오사무(提 治) 도쿄대학교 교수는 자신의 저서 《환경생식학 입문》에서 환경호르몬으로 다이옥신과 비스페놀A를 다루었다. 환경호르몬으로 의심되는 두 물질이 모두 양수와 정액, 난포액에서 검출되었다고 한다. 그러나 그는 이러한 사실 때문에 이들 물질이 수정장애를 일으키거나 불임과 유산을 초래하는 원인이 된다고 단정할 수는 없다고 의학자로서의 냉정한 의견을 피력했다.

이 책에서는 환경호르몬이 원인이라 지목받고 있는 요도하열, 다이옥신과 뱅골원숭이의 자궁내막증의 관련성 등에 대해서도 다루고 있다. 이들 데이터는 연구자의 관점에 따라 환경호르몬이 여러 장애에 영향을 미치는 근거로 사용되기도 하고, 반대로 관련 없음을 나타내는 근거로 사용되기도 한다. 이처럼 똑같은 데이터라도 학자의 견해 차이에 따라 정반대의 결론이 나올 수도 있다.

위험 가능성이 있다면
문제의식을 가져야

환경호르몬에 대한 주요 논의 주제 중 하나는 생식이상으로 인한 남녀 성비의 변화다. 이에 대해 환경호르몬에 의한 영향이 강력하게 의심된다는 의견과 전혀 관련성이 없다는 의견이 있다. 환경호르몬이 안전하고 무해하다는 견해를 지지하는 학자들은 사산아의 성비를 예로 들면서 남자 아이들이 더 많이 사산되는 것은 비양심적인 부모와 의사들 탓이지 결코 환경호르몬이 원인은 아니라고 단언한다.

비교적 과학적인 근거를 갖고 환경호르몬의 무해성을 주장하는 학자들조차도 산부인과 의사들이 성비를 조작하고 있다는 의견, 이른바 태아가 아들이면 낙태수술을 한다는 편견 섞인 논리를 펼치기도 한다.

산부인과 의료와 전혀 무관한 일반인들이 이런 정보를 접하면 마치 일본 산부인과 의사들이 일본의 성비에 영향을 미칠 만큼 의도적으로 많은 남아들을 낙태시키고 있다는 말도 안 되는 거짓을 진실로 믿어버릴 것이다. 이것만 봐도 과학적인 시각을 지닌 과학자들도 자신의 전문 분야가 아니면 비과학적이 될 수 있음을 알 수 있다.

산부인과 의사로서 필자는 그런 인위적인 개입이 절대 없음을 이 자리를 빌어서 단언한다. 그리고 수많은 출산 현장에 임하고 임상에서 환자들과 접하는 일에 종사하는 사람으로서 필자는 조금이라도 위험이 있다고 판단되는 것들에 대해 더욱 신중한 태도를 취하지 않을 수 없다. 특히 태아와 신생아들은 화학물질의 영향을 누구보다 더

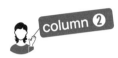

우리 주변에 있는
환경호르몬

다이옥신

인류가 만들어낸 가장 강한 맹독성 화학물질로 알려져 있다. 청산가리의 1,000배 정도로 독성이 강하다. 벵골원숭이 실험에서 자궁내막증의 원인 물질로 지목된 것이 바로 다이옥신이다. 암을 유발하는 발암성과 태아기형을 유발하는 최기형성(태아기에 장기 형성에 영향을 주어 기형이 되게 하는 성질)의 위험성도 있는 것으로 알려져 있다.

다이옥신은 에스트로겐 작용을 저해하는 호르몬 작용을 함으로써 자궁내막증과 요도하열을 유발하는 것으로 보인다. 또한 면역기능을 저하시켜 아토피와 알레르기를 유발한다는 설도 있다.

다이옥신은 주로 플라스틱 제품을 소각하거나 화학물질을 합성하는 과정에서 생성된다. 염소계 표백제, 농약(살충제), 화학비료, 세제 등의 사용 시 부생성물로 만들어지기 때문에 주변에 있는 다양한 일상생활 용품에 의해 다이옥신 오염이 일어나고 있다.

최근의 연구에서 다이옥신 수용체(리셉터)가 인체에서 검출되었다는 보고가 있다. 다이옥신은 땔감을 태울 때도 발생하는 화학물질이기 때문에 상당히 오랜 세월 동안 인류에 영향을 미쳐왔다. 하지만 근래에 들어 접촉할 기회가 급격히 증가한 결과 다이옥신 피해 또한 증가한 것을 보인다.

비스페놀A

폴리카보네이트 수지, 에폭시 수지의 원료가 되는 화학물질이다. 폴리카보네이트 수지는 식기와 젖병, CD 디스크, 전자기기 등에 사용되며, 에폭시 수지는 통조림 내부 코팅제, 도료, 접착제 등에 사용된다.

고온일 때 용출되는 성질이 있으므로 식기와 젖병, 통조림, 캔 음료 등에서 용출되어 체내로 흡수될 위험성이 있다.

비스페놀A는 에스트로겐과 매우 유사한 작용을 하는 환경호르몬이다. 자궁내막암의 암세포를 증식시키고 자궁근종의 성장을 촉진시키는 작용을 하는 것으로 알려져 있다. 어떤 연구에서 폴리카보네이트 재질의 샬레에서 배양한 난세포가 배양액에 용출된 비스페놀A에 의해 세포분열이 활발해졌다는 사례가 있다.(비스페놀A는 폴리카보네이트의 원료이므로, 폴리카보네이트 재질의 샬레에서 용출된 비스페놀A에 의해 그 샬레에서 배양한 난세포 세포분열이 활발해졌다는 뜻-역자)

프탈산 에스테르

염화비닐 재질로 만든 장난감, 셀로판, 인조피혁 등의 가소제, 화장품,

래커, 접착제, 염료 등의 휘발제로 사용된다.

프탈산 에스테르는 에스트로겐과 유사한 작용을 하는 환경호르몬이다. 태아에 흡수되면 생식기 장애와 발달장애를 일으키는 것으로 알려져 있다. 의료용 비닐 재질의 튜브와 봉지에서 프탈산 에스테르가 용출된다는 사실이 밝혀져 큰 문제가 된 적이 있다.

노닐페놀

합성계면활성제 성분으로 세제와 샴푸에 함유되어 있으며, 세제와 석유제품의 산화방지제로 널리 쓰이고 있는 화학물질이다. 에스트로겐과 유사한 작용을 하며 유방암 세포를 증식시키는 것으로 알려져 있다.

스티렌

스티렌은 발포스티롤의 원료다. 컵라면 용기에서 스티렌이 용출되는 것이 확인되어 신문에 보도되기도 했다. 에스트로겐과 유사한 작용을 하는 환경호르몬으로, 유방암 발병에 관련이 있는 것으로 알려져 있다.

PCB(폴리염화비페닐)

미국 5대호의 PCB 오염으로 유명해졌으며 야생동물과 주변 주민에게 여러 장애들을 초래한 공업화학물질이다. 일본에서는 1972년에 생산이 중지되었다.

PCB는 다이옥신과 구조가 유사하며 에스트로겐 작용을 방해하는 항에스트로겐 작용을 하는 것으로 알려져 있다. 생분해성이 낮기 때문에 생산이 중지된 지 30년 이상이 지난 지금까지도 환경과 인체, 임산부 태반에서 검출되고 있다.

DDT

유기염소계 살충제. 광역살포 농약으로 대량 사용되었는데 세계 곳곳에서 야생동물의 생식이상이 생기는 피해 사례가 속출했다. 일본에서는 1971년에 판매가 금지되었고 1981년에는 제조, 수입, 사용금지 법령이 제정되었다. 그러나 잔류성이 강해 지금도 토양과 인체에서 검출되고 있다. 동남아시아에서는 아직도 DDT를 농약으로 사용하는 나라가 많다.

강하게 받는다는 사실을 피부로 직접 느끼고 있다. 이러한 근거를 바탕으로, 위험이 확인된 것뿐만 아니라 위험이 의심되는 것 또한 우리 주변에서 최대한 배제시켜야 한다는 것이 필자의 주장이다.

여성질환과 태아에 대한 화학물질의 영향은 과학적으로 실증되지 않았거나 또는 아직 연구 단계로, 결론에 도달하지 못한 경우가 많다. 화학물질의 침입경로와 경피독의 중대성 또한 실증하기가 매우 어렵다. 그러나 이 책에서 언급한 물질들은 필자의 경험상 여성과 영유아들에게 적지 않은 영향을 끼치고 있는 것으로 보인다.

그 위험성과 유해성에 대해서는 독자 여러분이 스스로 판단해 냉철하게 대응하기를 바란다.

화학물질이 체내로 흡수되는 세 가지 경로

환경호르몬으로 의심되는 화학물질은 환경뿐만 아니라 우리 주변의 일상생활용품과 식품에도 함유되어 있다. 우리 체내에는 이미 환경호르몬이 축적되어 있는 것으로 밝혀졌다. 그렇다면 환경호르몬은 어떻게 우리 몸 안으로 들어올까? 체내로 들어오는 것을 막을 방법은 없을까?

이를 알기 위해서는 어떤 경로로 유해화학물질이 우리 체내에 들어오게 되는지 살펴봐야 한다. 외부의 유해한 화학물질은 다음의 세 가지 경로를 통해 우리 몸 안으로 유입된다.

(1) 경구흡수 ― 음식, 물과 함께 체내로 흡수

우리가 입으로 섭취하는 식품에는 수많은 유해화학물질이 함유되어 있다. 합성화학물질로 만들어진 식품첨가물, 농약이 묻어 있는 채소, 더러운 물에 오염된 생선, 약품으로 사육된 육류 등이 바로 그것이다. 식수에도 소량이지만 다이옥신이 함유되어 있다.

환경호르몬과 기타 유해한 화학물질은 경구흡수, 즉 대부분 입을 통해 흡수된다. 실제 일본 환경성 조사결과에서도 입을 통한 흡수가 기타 경로보다 더 큰 수치를 나타냈다.

흡수율과 독성이 높은 것으로 알려진 경구흡수의 경우, 간의 해독 및 대사기능에 의해 무려 90% 이상의 유해화학물질이 그 독성을 잃는다. 예를 들어 여성호르몬을 내복약으로 복용하는 경우, 간에서 호르몬 효능이 제거되기 때문에 호르몬을 약제로 개발할 때 이 점을 감안해 개발한다. 달리 말하면 효능이 강한 경구 호르몬제는 간에 부담을 준다는 말이다. 그러므로 장기간 투여할 경우 주의가 필요하

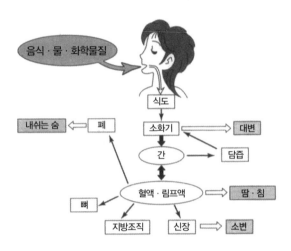

경구흡수

음식 · 물 · 화학물질

식도

내쉬는 숨 ← 폐   소화기 → 대변

간 → 담즙

혈액 · 림프액 → 땀 · 침

뼈

지방조직   신장 → 소변

다. 자궁내막증과 자궁근종 치료제인 다나졸의 경우 장기투여가 제한된다.

그러나 다이옥신은 경구로 흡수되어도 대사 및 해독률이 매우 낮은 것으로 알려져 있다. 다이옥신은 대변과 소변으로 배설되기 전에 장에서 재흡수되어 체내로 유입되는, 콜레스테롤처럼 장간순환(腸肝循環)이 일어나는 물질이다.

(2) 흡입 － 공기 흡입으로 폐를 통해 체내로 흡수
다이옥신은 플라스틱과 비닐 등을 소각할 때 대기 중으로 배출된다. 자동차 배기가스에도 다이옥신이 포함되어 있다. 이처럼 오염된 공기를 들이마시는 것이 바로 '흡입'이다.

폐로 유해화학물질을 들이마시게 되면 신진대사활동을 하는 장기를 통과하지 않고 직접 혈액 속으로 흡수되기 때문에 흡입은 위험성이 매우 큰 경로다. 그러나 누구도 오염된 공기로 유해화학물질을 흡입하는 것을 피할 수 없다. 다행히 다이옥신의 경우 대기 배출량이 20~30년 전에 최고였고 최근 몇 년 사이 70% 이하로 감소했다.

현재 유해화학물질 흡입에서 문제가 되는 것은 포름알데히드 등을 방출하는 건축자재에 의한 새집증후군이다. 또한 최근 문제가 되고 있는 석면에 의한 건강 피해도 흡입으로 일어난다.

(3) 경피흡수 ― 접촉, 바르기 등으로 피부를 통해 체내로 흡수

피부를 통해 화학물질이 유입되는 경피흡수는 체감도가 낮은 탓에 아직 사회적 인식이 낮은 편이다. 한편 제약업계에서는 약제를 효율적이고 안전하게 체내에서 사용할 수 있도록 DDS(Drug Delivery System)라는 경피흡수에 주목하고 있다. 화학물질을 약제로 사용하기 위한 여러 가지 시도들이 있는데, DDS는 화학물질이 피부를 통해 흡수된다는 것을 나타내는 좋은 예라고 할 수 있다.

일본 환경성의 조사는 유해화학물질이 주로 경구흡수가 되는 상

황을 전제로 실시되었다. 그러나 과거에 유기인(有機燐) 제제가 함유
된 농약이 피부를 통해 흡수되어 강한 독성을 나타낸다는 사실이 밝
혀졌듯이 경피흡수에 의한 유해성은 결코 간과할 수 없다. 피부를 통
해 유해화학물질이 흡수된다는 '경피독'이라는 개념은 학자들 사이
에 이미 널리 퍼져 있다.

우리가 유해화학물질을 경피흡수할 기회는 생각보다 훨씬 많다.
세제와 화장품 등 매일 사용하는 일상용품에는 환경호르몬을 비롯
한 각종 유해화학물질이 함유되어 있다. 플라스틱 재질의 장난감과

경피흡수

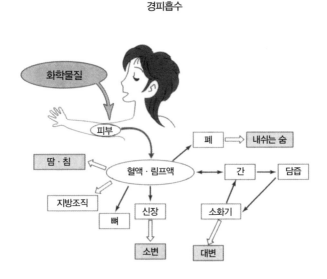

식기, 옷 등을 만지기만 해도 흡수될 가능성이 있다. 극히 미량이지만 대기 중에 방출된 유해화학물질이 땀에 젖은 피부에 흡착되어 체내로 흡수될 가능성도 배제할 수 없다.

경피독이 원인으로 일어난 비극적 사건

경피독으로 인한 뚜렷한 유해반응의 한 예로 모기기피제 스프레이 사고를 소개하겠다.

모기를 쫓거나 죽이기 위해 스프레이 형태로 사용하는 벌레기피제 DEET(diethyltoluamide)는 경구흡수에 의한 독성은 낮지만 경피로 매우 빠르게 흡수된다. 때문에 경피흡수에 의한 독성이 강한 화학물질이다. DEET는 예전부터 신경독성이 있다고 알려져 있었으며 보통 사용량에서는 큰 문제가 없다고 인식되어 왔다. 그런데 경피흡수에 의한 사고가 발생한 것이다.

• 5세 유아에게 DEET 함유 모기기피제 스프레이를 전신에 2회 뿌리자 갑자기 경련을 일으켰고, 뇌장애를 나타내는 뇌파 파형이 관찰되었다.

• 3세 유아에게 DEET를 함유한 모기기피제 스프레이를 2주 동안 매일 사용한 결과 뇌장애가 나타났다.

이와 같은 사례가 빈번하게 발생하자 일본 후생노동성은 2005년 8월 생후 6개월 미만 영아에게 사용을 금지하는 사용상의 주의사항을 제품에 표기하도록 방침을 세웠다. 그러나 실제 피해 사례는 영아가 아닌 3세와 5세의 유아들이었다. 아이는 성인에 비해 경피흡수율이 훨씬 높다.

시판되는 모기기피제 스프레이는 인체에 유해성이 크지만 피부자극을 최소화하는 방식으로 제조된다. 따라서 아직까지 그 위험성을 인식하지 못하고 모기기피제 스프레이를 아이에게 사용하는 부모들이 많다. 모기기피제 스프레이에 대한 일본 후생노동성의 대응에는 의문이 남지만 이 사고는 경피독에 대한 경각심을 일깨우는 중대한 사례로 볼 수 있다.

샴푸가
자궁내막증을 유발한다

유해화학물질을 흡수하는 세 가지 경로 중에서 여성질환을 예방하는 데 가장 유의해야 할 것이 바로 경피흡수다. 피부를 통해 독이 들어온다는 사실이 잘 체감되지 않는 탓에 유해화학물질을 함유한 생활용품을 무방비로 사용하는 경우가 많다. 합성계면활성제가 함유된 샴푸가 자궁내막증의 한 요인이라는 주장이 있다. 이 주장은 산부인과 의사로 일하고 있는 필자의 경험에 비추어볼 때 상당히 신빙성 있는 논리로 보인다.

피부 표면에 있는 각질층은 외부에서 이물질이 유입되는 것을 막는 피부장벽 기능을 한다. 유해한 오염물질이 피부에 묻더라도 피부 내부로 침투되지 않도록 막는 기능이다. 이 피부장벽은 분자량이 작고(분자 입자가 작음) 지용성(기름에 녹기 쉬운 성질)인 화학물질일수록 통과되기 쉽다는 특징이 있다.

그러나 환경호르몬으로 의심되는 화학물질이나 발암성 및 알레르기를 유발시키는 유해화학물질은 석유로 합성된 화학물질이므로 그야말로 분자량이 작고 지용성이라는 특징을 가진다. 그중에서도 물과 지질을 융합시키는 합성계면활성제는 각질층의 세포벽을 파괴해 피부장벽 기능을 약화시키는 화학물질이다.

샴푸를 예로 들면, 세정 성분으로 작용하는 합성계면활성제 외에도 보습제, 산화방지제, 금속봉쇄제(chelating agent), 보존료, 향료, 착색료 등의 합성화학물질들이 다수 함유되어 있다. 이들 첨가제 중에는 환경호르몬이나 발암성이 있다고 의심되는 유해화학물질도 포함되어 있다. 이 물질들의 경피흡수는 바로 합성계면활성제에 의해 촉진된다.

샴푸가 자궁내막증을 유발하는 인과관계는 다음과 같다. 합성계면활성제가 수돗물의 염소와 반응해 그 부생성물로서 다이옥신을 발생시켜 두피 등을 통해 체내로 흡수되고, 그 결과 에스트로겐 작용을 교란시킨다. 실제로 샴푸나 린스 등의 일상 세정제들을 합성계면활성제와 석유화학물질이 전혀 안 들어간 천연원료 제품으로 바꾸었더니 자궁내막증 증상이 사라졌다는 보고가 있다.

한 번의 샴푸질로 흡수되는 환경호르몬의 양은 극히 미미할 것이다. 그러나 경피독은 해독과 배설이 잘 되지 않는다는 특징이 있다. 매일 사용하다 보면 소량씩 계속 체내에 축적되어 본래의 여성호르몬 작용을 교란시킬 가능성이 있다.

탐폰이
자궁내막증을 유발한다

자궁내막증에 관해 또 하나 언급해야 할 부분이 있는데, 바로 생리용 탐폰이 자궁내막증의 발병에 관여한다는 설이다.

탐폰을 표백하는 데 사용되는 염소계 표백제의 부산물로 다이옥신이 발생한다고 알려져 있다. 이 다이옥신이 자궁내막증을 유발하는 것으로 간주된다.

탐폰이 삽입되는 질은 점막으로 이루어져 있다. 점막은 피부의 일부이지만 각질층이 없기 때문에 경피흡수가 가장 용이한 부위다. 미국에서는 화학물질과민증을 가진 여성이 탐폰의 소재인 레이온에 중독증상을 일으켜 쇼크로 사망한 사건이 일어났다. 이러한 탐폰의 위험성에 대해서는 예전부터 논의가 있었다.

탐폰 사용자들 중에 자궁내막증 환자가 많다는 사실은 예전부터 보고되어왔다. 탐폰이 생리혈이 밖으로 나오는 것을 막아 내막조직을 형성하기 때문인 것으로 추측된다. 그러나 탐폰에 함유된 다이옥신이 발병 원인이라는 주장도 매우 설득력이 있다.

경피독은 부위에 따라 그 흡수율이 다르다. 팔 안쪽을 1로 볼 때 두피는 3.5배, 이마는 6배, 겨드랑이는 3.6배, 성기는 42배에 이르는 것으로 확인되었다. 입안과 항문, 질은 점막으로 되어 있기 때문에 흡수율이 더 높은 것이다. 좌약이 속효성을 나타내는 것은 점막 흡수율이 높기 때문이다.

탐폰뿐만 아니라 생리대와 종이기저귀도 흡수가 잘 되는 성기에 닿는 용품들이다. 시판되는 제품들은 제조 시 표백제를 이용한 살균 과정이 의무화되어 있다. 이처럼 다이옥신이 함유되어 있을 가능성이 있는 제품을 매달 생리 때마다 사용하는 것은 매우 위험하다. 각종 일상용품, 샴푸, 린스, 바디클렌저, 치약, 피임구 등 안전성이 확립되지 않은 제품들이 흡수율이 높은 부위에 무방비하게 쓰이고 있다.

경피독이 의심되는
일상용품은 사용하지 말자

환경호르몬은 에스트로겐 유사 작용 또는 에스트로겐 기능을 저해하는 작용을 하기 때문에 체내에 축적되면 에스트로겐 의존성 여성질환을 초래할 가능성이 있다. 우리가 매일 사용하는 일상용품에는 환경호르몬으로 의심되는 화학물질이 여러 종류 함유되어 있다. 그리고 이들 화학물질은 쉽게 체내에 흡수, 축적된다. 이러한 사실들이 경피독과 여성질환 발병의 인과관계를 추측할 수 있는 근거가 된다.

경피독을 일으키는 유해화학물질 중에는 환경호르몬으로 의심되지는 않으나 발암성과 각종 장기에 장애를 유발할 가능성이 우려되는 물질들이 다수 포함되어 있다. 석유로 합성된 화학물질은 지방조직에 축적되기 쉬운 성질이 있기 때문에, 대부분 지방으로 구성된 유방암의 경우 경피독과의 관련성을 부인하기가 어렵다.

특히 합성계면활성제는 경피흡수를 촉진시키고 체내로 흡수된 후의 세포 침투율을 높인다. 이런 측면에서 샴푸, 린스, 바디샴푸, 주방용 세제, 세탁용 세제 등은 위험성이 매우 큰 일상생활용품이다.

화장품에도 유화제로 합성계면활성제를 사용한 제품들이 많다. 보습효과를 높이는 습윤제, 색조를 내는 착색제, 향료, 방부제 등 유해한 석유화학물질을 첨가한 화장품이 시중에 널리 유통되고 있다. 화장품은 유효성분이 쉽게 피부에 침투되도록 제조되기 때문에 그만큼 경피독성이 크다고 볼 수 있다.

알레르기와 아토피 환자처럼 피부가 민감한 사람은 합성세제로 세탁한 의류에도 자극을 느끼는 경우가 많다. 이는 세탁물에 피부 유해물질이 남아 있다는 증거로 볼 수 있다. 또한 드라이클리닝한 의류, 형광증백제와 섬유유연제로 세탁한 의류에도 다이옥신 등의 화경호르몬이 남아 있는 것으로 알려져 있다.

이런 사실에 주목해 인체에 무해한 제품을 사용하는 세탁소와 미용실이 일부 등장하기도 했다. 이처럼 일반인들의 인식이 변해야 세상이 변할 수 있다.

일상생활용품과 의류는 우리가 직접 제품을 선택할 수 있다. 여성 질환 발병을 예방하기 위해서라도 피부에 직접 닿는 일상생활용품만큼은 유해성이 의심되는 것을 최대한 배제하고 무해한 용품을 선택하도록 해야 한다.

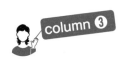

경피독의
여섯 가지 위험성

❶ 통증과 자극을 거의 느끼지 못하므로 피부를 통해 유해화학물질이 흡수되는 것을 자각하지 못한다.

❷ 피부를 통해 흡수된 유해화학물질은 입으로 흡수되는 것과 달리 인체의 자연대사로 쉽게 해독되지 않는다.

❸ 혈액과 림프액을 통해 온몸으로 퍼지므로 체내의 다양한 곳에 악영향을 미칠 가능성이 있다.

❹ 경피독을 일으키는 화학물질은 환경호르몬과 발암성 물질로 의심되는 물질이며, 이들 물질이 여성질환을 유발할 가능성이 있다.

❺ 매일 반복해 사용하는 일상생활용품에는 유해한 경피독 물질이 함유된 경우가 많다.

❻ 화학물질의 흡수량, 축적 상태, 배출량에는 개인차가 있고 그 영향이 매우 다양하므로 실태를 파악하기 어렵다.

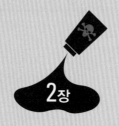

2장

생리리듬으로 살펴보는
여성 건강

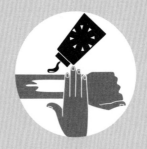

생리통은
여성질환을 알리는 신호

　많은 여성들의 고민거리인 생리통과 생리불순의 원인은 매우 다양하다. 사회가 복잡해지면서 정신적 스트레스가 증가하고, 생활습관이 불규칙해지고, 외식과 인스턴트식품으로 영양에 불균형이 생기고, 과도한 냉방으로 만성적인 수족냉증이 생긴 것 등 다양한 원인이 있다.

　또한 환경호르몬을 비롯한 각종 유해화학물질도 체내로 들어와 생리통과 생리불순을 일으키기도 한다. 여러 경로를 통해 체내로 유입되어 몸 안에 축적되는 유해화학물질은 면역기능을 약화시키고 성호르몬 분비를 교란시키며 여성 본래의 생리리듬을 불규칙하게 만든다.

　이와 관련해 일상생활의 작은 변화로 체내에 축적되는 유해화학물질이 감소하면서 생리통이 사라졌다는 사례가 많이 있다. 그중에서도 세제와 화장품 등의 일상생활용품의 사용을 줄이거나 천연제품으로 바꿔 사용함으로써 피부로 흡수되는 경피독 물질을 피하는 것은 유해화학물질의 영향을 줄일 수 있는 효과적인 방법이다.

생활습관과 유해화학물질로 인해 생리통·생리불순이 악화되는 이면에는 자궁내막증, 자궁근종, 난소낭종 등의 여성질환이 숨어 있는 경우가 적지 않다. 대부분의 여성질환의 경우 해마다 환자 수가 증가하고 있는데 그와 더불어 생리통·생리불순을 호소하는 여성들도 늘고 있다. 호르몬 분비 이상이 여성질환을 유발하고 생리이상이 여성질환의 징조인 경우가 적지 않다.

대개 여성질환의 치료는 조기 발견 및 조기 치료가 중요하다. 빨리 대처하면 증상을 완화시킬 수 있고 나아가서는 완치까지도 가능하다. 평소에 자신의 생리리듬을 파악해 생리에 이상이 감지되면 주의 깊게 살펴보는 것이 좋다. 생리통·생리불순은 심리적인 측면에 크게 좌우된다. 그러나 생리불순이 장기간 계속되거나 생리통이 점점 심해진다면 주의를 기울일 필요가 있다.

현재 생리통이나 생리불순으로 고민하고 있다면 다음에 소개하는 생리의 메커니즘과 여성질환에 대한 정보를 숙지해 건강관리에 참조하기 바란다. 또한 진찰을 받아야 하는 시기, 산부인과에서의 주요 치료방법, 식생활과 일상생활에서의 개선방법 등에 대해서도 소개하도록 하겠다.

기초체온으로
생리리듬을 파악

기초체온은 여성의 생체리듬의 상태를 알 수 있는 중요한 지표다. 기초체온을 측정하면 임신이 되기 쉬운 시기를 알 수 있다. 그뿐만 아니라 여성의 컨디션을 주관하는 여성호르몬의 분비 상태에 대해서도 파악할 수 있다.

여성호르몬은 주로 난소에서 분비되어 생리리듬을 조절한다. 여성호르몬은 난자를 성숙시켜 배란을 촉진하고, 임신 상태의 수정·착상된 난자를 안정화시키기 위해 자궁내막을 조절하는 작용을 한다. 이러한 작용에 따라 배란과 생리가 일어나며, 기초체온은 여성호르몬의 분비에 따라 상승하거나 하강한다.

난소에서 분비된 여성호르몬은 혈류를 통해 각각의 조직 세포로 이동해 작용한다. 이때 호르몬이 직접 세포에 작용하는 것은 아니며, 세포에 있는 수용체(리셉터)에 호르몬이 결합되고 지령이 내려지면 이에 따라 세포가 작동한다.

그러나 어떤 원인으로 인해 지령이 제대로 전달되지 않으면 세포가 정상적으로 기능할 수 없게 되면서 각종 장애가 나타난다. 그러므로 여성호르몬이 정상적으로 작동하지 않으면 생리리듬이 불규칙해진다. 이를 알기 위해서라도 기초체온의 변화 유무를 확인해볼 필요가 있다.

여성호르몬의 메커니즘에 대해서는 뒤에서 자세히 설명하기로 하고, 우선 정상적인 생리리듬과 기초체온 및 호르몬 분비의 흐름에 대해 살펴보도록 하겠다.

정상적인
생리리듬

달의 주기와 똑같은 흐름으로 생리는 매달 반복된다. 이러한 한 달의 생리와 관련된 일련의 사이클을 생리주기라고 한다. 생리주기에서 첫째 날은 생리가 시작된 날이며, 다음 생리가 시작되기 전날까지를 한 주기로 본다.

정상적인 생리주기는 25~38일로, 이보다 주기가 짧거나 길면 생리불순으로 본다. 생리로 출혈하는 정상적인 기간은 4~7일 정도다. 너무 빨리 출혈이 멈추거나 반대로 출혈이 계속되는 경우도 생리불순이라 할 수 있다.

생리불순은 여성질환과 무관하게 일어나기도 한다. 사춘기나 폐

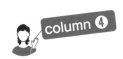

기초체온
측정법

기초체온은 심신이 안정된 상태일 때 기상 직후에 측정하는 것이 좋다. 잠에서 깨어나자마자 이불 안에서 측정한다. 체온 변화는 0.3~0.5℃ 정도이므로 일반 체온계로는 측정하기 어렵고 0.01℃까지 표시된 부인용 체온계를 사용해야 한다. 정확하게 측정하기 위해서는 구강 내 측정이 좋다. 구강 내 위치에 따라 체온이 달라지므로 항상 일정한 위치에서 측정해야 한다. 특히 혀 밑의 가장 안쪽 온도가 가장 높고 안정적이므로 이곳을 측정하는 것이 바람직하다.

측정한 기초체온은 생리주기별로 그래프에 기입한다. 그러면 한눈에 알 수 있고 이상이 나타나면 바로 알아차릴 수 있다. 또한 생리혈의 양(부정출혈 포함)을 3단계로 기입해놓으면 산부인과 진찰 시 매우 유용하다.

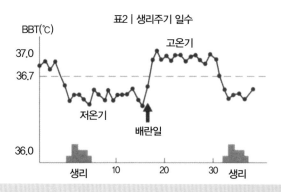

표2 | 생리주기 일수

경이 가까워지면 생리불순이 되기 쉬우며, 정신적인 스트레스나 피로, 계절 변화, 이사나 취직 등의 환경 변화로도 생리불순이 될 수 있다. 단순히 주기가 정확하지 않은 경우라면 걱정할 필요는 없다.

생리할 때가 되었는데 생리를 안 한다면 우선 임신을 의심해야 한다. 임신하지 않았는데 3개월 이상 생리를 안 한다면 진찰을 받아보는 것이 좋다.

하나의 생리주기에는 규칙적인 체온의 상하변동이 있다. 이것이 바로 기초체온이다. 기초체온에는 저온기와 고온기가 있으며 생리주기의 첫째 날, 즉 생리가 시작된 날의 체온은 저온기에 해당한다. 그후 10~20일 정도 지나서 배란이 되며 배란 직후 체온은 0.3~0.5℃ 정도 상승하면서 고온기에 접어든다. 고온기가 10일 정도 지속된 뒤 체온이 다시 저온기에 들어가면서 곧바로 다음 생리가 시작된다.

표2(p.71)를 보면 알 수 있듯이 배란기에 기초체온이 하루 동안 잠깐 떨어질 때가 있는데 이때가 바로 배란일을 추측할 수 있는 기준이 된다. 대개의 경우 평소보다 1℃ 정도 떨어지며 그날부터 체온이 상승하는 며칠 사이에 배란이 된다.

배란이 되어도 임신이 안 된다면, 배란일로부터 다음 생리 시작일까지는 거의 일정하게 약 14일이 된다. 생리주기가 짧거나 길어지는 것은 생리가 끝나고 배란일까지의 일수에 차이가 생기기 때문이다.

여성호르몬이
생리를 관장한다

생리에서 큰 역할을 하는 것이 바로 에스트로겐(난포호르몬)과 프로게스테론(황체호르몬)이라는 두 여성호르몬이다. 이 두 호르몬은 항상 분비되고 있는 호르몬으로, 생리주기 동안 분비량이 증감한다. 기초체온 상승에 크게 관여하는 것은 황체에서 분비되는 프로게스테론의 분비량이다. 한편 에스트로겐은 난포에서 분비되어 자궁내막을 두텁게 하는 작용을 한다.

배란 뒤 난소에 황체가 생성되면 프로게스테론이 왕성하게 분비되면서 체온 중추를 자극해 체온을 상승시킨다. 황체는 난자를 배란한 난포가 변형된 것으로, 배란이 되지 않으면 생성되지 않는다.

황체는 다음 생리가 시작되기 전에 자연적으로 소멸되며 그와 동시에 프로게스테론의 분비량도 감소하면서 체온이 떨어진다. 임신한 경우 황체는 난소에서 그대로 성장해 임신이 지속되도록 작용한다. 황체의 성장과 함께 프로게스테론도 계속 분비되면서 체온이 고온기로 유지된다.

기초체온이 상승하는 기간과 온도를 결정짓는 것은 프로게스테론의 분비량이다. 황체가 형성되더라도 프로게스테론의 분비량이 적으면 황체기능부전이 일어난다(칼럼 5).

이 두 여성호르몬 외에, 뇌하수체에서 분비되는 FSH(난포자극호르몬)와 LH(황체화호르몬)가 배란에 크게 관여한다. FSH는 리드미컬하게 분비되면서 배란일까지 난포를 성장시키는 호르몬이다. LH는 배란을 촉진하는 작용을 하는데, 난포가 충분하게 성장하면 급격히 분비되고 최고로 분비된 시점부터 약 24시간 뒤 배란이 일어난다. 그리고 난포가 있던 자리에 황체가 만들어지면서 프로게스테론이 분비된다.

FSH와 LH는 에스트로겐과 프로게스테론의 분비를 지시하는 사령탑이다. 난소에서 에스트로겐이 충분히 만들어지면 뇌가 이를 감

표3 | 생리주기에 따른 각 호르몬 분비량의 변화 그래프

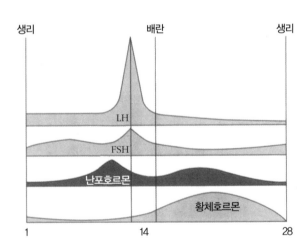

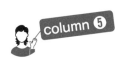

황체기능부전

황체기능부전이란 배란이 일어나더라도 기초체온의 고온기가 짧고 황체가 충분히 성숙하지 못하는 상태를 말한다. 이럴 경우 수정란을 착상시키기 위한 자궁내막이 제대로 만들어지지 못하므로 결과적으로 임신이 잘 안 되고 임신이 되어도 쉽게 유산된다.

뇌하수체에서 분비되는 FSH(난포자극호르몬)와 LH(황체화호르몬)의 분비량 부족에 따른 프로게스테론의 분비량 저하, 에스트로겐과 프로게스테론의 불균형이 그 원인으로 알려져 있다.

기초체온이 고온기가 10일 이내로 짧거나 저온기와 고온기의 체온차가 0.3℃ 이하인 경우 황체기능부전을 의심해볼 수 있다.

황체기능부전의 치료는 출산 목적으로 프로게스테론을 보충하는 호르몬 치료와 배란촉진제를 사용하는 치료가 일반적이다.

지해서 LH를 분비해 배란을 일으키고 프로게스테론을 분비하도록 만든다. 따라서 난소에서 분비되는 여성호르몬은 실질적으로는 뇌(간뇌에서 뇌하수체)의 지배하에 있다고 할 수 있다.

여성호르몬의 다양한 작용들

배란이 되면 임신이 가능하다. 임신이 되면 태아가 건강하게 자랄 수 있도록 모체를 안정화시킬 필요가 있기 때문에 프로게스테론은 여성의 기분을 차분하게 가라앉히는 작용을 한다. 산후우울증으로 감정기복이 심해지는 경우가 있는데 이는 출산 후 프로게스테론 분비량이 급격하게 떨어지면서 일어나는 현상이다.

산후우울증이나 생리주기에 따른 여성의 감정기복과 불안감을 개선시킬 수 있는 비교적 안전한 방법으로 향기 요법 치료가 있다. 베타 카리오필렌(β-caryophyllene) 향은 후각 신경을 매개로 뇌에 작용해 기분을 차분하게 가라앉힌다. 아로마 오일 형태로 구입할 수 있으므로 누구나 쉽게 사용할 수 있다.

한편 에스트로겐은 기분을 들뜨게 한다. 임신 기회를 얻기 위해 여성을 활동적으로 만드는 작용을 하는 것이다. 실제로 에스트로겐은 임신이 가능해지는 배란일 전에 분비량이 증가한다.

에스트로겐과 프로게스테론은 서로 균형을 유지함으로써 생리를 조절하고 생리주기에 중요한 역할을 한다. 또한 두 여성호르몬은 생리주기뿐만 아니라 몸의 여러 부위에서 다양한 작용을 한다. 그러므로 임신과 폐경, 여성질환과 호르몬 부전, 생활환경의 변화 등으로 인해 에스트로겐과 프로게스테론의 분비 균형이 깨지면 신체의 다양한 부위에서 이상 증상이 나타난다(칼럼 6 참조).

자궁내막은
착상란의 침대

생리주기에 자궁내막은 어떤 상태인지 살펴보도록 하자. 생리가 끝나면 자궁내막은 생리주기 중에서 가장 얇은 상태가 된다. 다시 생리주기가 진행됨에 따라 난포가 성장하면 난소에서 분비되는 에스트로겐의 작용에 의해 자궁내막이 서서히 두터워진다.

배란이 일어나 황체가 형성되면 프로게스테론과 에스트로겐의 작용으로 자궁내막이 더욱 비후해진다. 이때 자궁내막은 수정란이 쉽

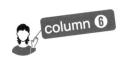

에스트로겐과
프로게스테론의 작용

여성호르몬은 생리와 임신뿐만 아니라 여성의 건강을 유지하는 데 중요한 작용을 한다.

만약 에스트로겐과 프로게스테론 두 호르몬의 분비량이 줄어들거나 호르몬 작용이 저해되면 이로 인해 건강에 해가 될 가능성이 있다. 두 여성호르몬은 독립적으로 기능하는 것이 아니라 서로 조화롭게 균형을 이루면서 여성의 건강을 유지하는 작용을 하기 때문이다.

에스트로겐의 주요 작용

❶ 여성의 고유한 조직과 세포 기능을 유지

여성스러운 체형과 부드러운 피부 결을 유지하고 모발을 성장시키는 작용을 한다.

❷ 칼슘 유출을 막고 골밀도를 유지

골밀도를 유지해 골다공증을 막는다.

❸ 콜레스테롤을 조절

여성의 고지혈증을 예방한다.

❹ 뇌 기능을 유지

에스트로겐의 분비량 저하가 우울증과 알츠하이머 발병과 관련이
있는 것으로 보고되었다.

프로게스테론의 주요 작용

❶ 지방 대사를 촉진

지방을 에너지로 전환하는 것을 돕는다. 피지 분비를 촉진한다.

❷ 골 형성을 촉진

골 형성 저하는 골밀도 저하와 함께 골다공증을 초래한다.

❸ 혈당치 조절에 관여

당뇨병 예방에 관여하는 것으로 보고되었다.

❹ 진정 효과

정신을 안정시켜 기분을 진정시키는 작용이 있다.

게 착상되도록 점액을 분비한다.

배란 후 2주 정도 지나 수정이 안 되고 황체가 퇴화되기 시작하면 자궁 내의 에스트로겐과 프로게스테론의 분비량이 줄어든다. 그러면 두터워졌던 자궁내막이 괴사하기 시작하면서 자궁 밖으로 배출된다. 이것이 생리에 따른 출혈이다. 즉 생리는 언제든지 임신이 가능하도록 자궁 상태를 정비하는 작업이라고 할 수 있다.

한편, 난자가 수정되어 자궁내막에 착상되면, 즉 임신이 되면 자궁내막은 더욱 두꺼워지면서 수정란을 보호하는 침대 역할을 한다. 이때 난소의 황체는 소멸하지 않고 성장하기 때문에 왕성하게 프로게스테론을 분비하면서 임신이 유지된다.

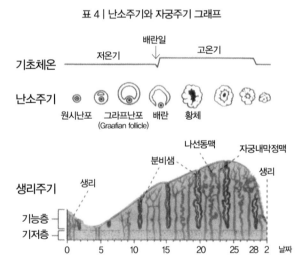

표 4 | 난소주기와 자궁주기 그래프

호르몬 불균형으로 일어나는
생리이상

이처럼 생리는 에스트로겐과 프로게스테론이라는 두 여성호르몬의 작용에 의해 매달 규칙적인 주기로 반복된다. 그런데 컨디션이 나빠지거나 정신적인 스트레스로 생리주기의 리듬이 깨질 때가 있다. 또한 여성질환과 폐경, 호르몬 부전 등으로 생리통을 비롯한 생리이상이 생기기도 한다.

최근 들어 생리통을 비롯한 생리이상을 호소하는 환자들이 크게 증가하고 있다. 생리이상의 원인은 다양한데 화학물질의 범람도 중요 원인 가운데 하나인 것으로 알려져 있다. 특히 환경호르몬은 에스트로겐과 유사하게 작용하기 때문에 생리주기와 관련된 에스트로겐과 프로게스테론의 호르몬에 불균형을 초래한다는 설도 있다.

호르몬 불균형은 생리주기를 깨뜨리는 원인이 된다. 그런데 장기간에 걸쳐서 불균형 상태가 지속되면 여성질환이 발병할 가능성이 있다. 즉 여성질환이 호르몬 균형을 무너뜨리고, 호르몬 불균형이 다시 여성질환을 발병시키는 악순환의 고리가 형성된다. 어느 경우든 생리이상은 컨디션 난조를 나타내는 비상 신호이기도 하므로 신중하게 접근해나갈 필요가 있다.

초경 시기가 비정상인 경우
(조발월경 · 지발월경 · 원발성 무월경)

생리는 빠르면 8~9세, 늦으면 16세 전후, 평균 12세 정도에 시작된다. 10세 이전에 초경을 하는 경우를 조발월경, 15세 이후에 시작되는 경우를 지발월경이라고 한다.

생리 시작 시기에는 유방이 커지고 음모가 나는 등의 2차 성징이 나타나는데 생리 시작 시기를 비롯해 세계적으로 '성 조숙화' 현상이 발생하고 있다. 태내의 어느 성장 과정에서 환경호르몬에 노출된 것이 성 조숙화를 일으키는 것이 아닌가 하는 우려의 목소리도 있다.

조발월경의 경우 키가 급격하게 자라는 등의 2차 성징 현상이 정상보다 빠르게 나타난다. 그러면 곧 에스트로겐의 분비가 시작되고 그 작용으로 뼈의 성장이 정지되어 성장이 멈춰버리기도 한다(저신장의 원인이 됨).

지발월경 중에서도 18세가 지나도 초경이 시작되지 않는 경우를 원발성 무월경이라고 한다. 이는 성염색체 이상이나 선천적으로 자궁이나 난소 등의 성기가 없는 선천적 이상, 여성호르몬의 분비를 조절하는 시상하부나 뇌하수체, 난소에 후천적인 이상이 생겼을 때 나타난다.

원발성 무월경은 저신장을 초래하고 장래에 불임으로 이어질 가능성이 있으므로 조기 치료와 적절한 조치가 반드시 필요하다. 16~18세가 되어도 생리가 시작되지 않는 경우는 산부인과(혹은 여성 병원) 진료를 받아보는 것이 좋다.

순조로웠던 생리가 멈추는 경우
(속발성 무월경)

사춘기 또는 폐경이 가까워지면 생리가 불규칙해질 수 있다. 그러나 성인여성이 임신하지 않았는데 생리가 3개월 이상 정지된 경우를 속발성 무월경(2차성 무월경)이라 한다.

속발성 무월경은 급격한 환경 변화와 정신적 스트레스에 의해 일어나기도 한다. FSH와 LH의 두 여성호르몬을 조절하는 호르몬이 분비되는 뇌하수체와 시상하부(간뇌의 일부)에 이상이 생길 경우 이런 증상이 나타날 수 있다. 시상하부 부근에는 호르몬, 자율신경, 감정 변화와 스트레스를 감지하는 중추 등이 집중되어 있기 때문에 이들 중추에 이상이 생기면 여성호르몬 분비에 영향을 미친다.

또한 격한 운동과 과중한 노동에 의한 피로 또한 속발성 무월경의 원인이 될 수 있다. 요즘 여성들에게서 흔히 나타나는 사례로는 지나친 다이어트로 인한 영양부족의 결과로 속발성 무월경이 생기는 경우가 있다.

그 밖에도 뇌하수체나 난소에 종양이 생긴 경우, 모유 분비를 조절하는 프로락틴 호르몬이 지나치게 분비되는 경우, 당뇨나 갑상선 질환 등을 앓을 때에도 속발성 무월경이 일어날 수 있다.

속발성 무월경을 그대로 방치하면 치료가 어려워지고 불임증의 원인이 된다. 3개월 이상 생리가 없을 때는 산부인과 진료를 받아보는 것이 좋다. 초기 단계에서 치료를 받으면 속발성 무월경을 유발하는 원인을 제거하기만 해도 생리가 다시 시작된다. 이 시기를 놓치고 증상이 진행되면 호르몬제 투여 등의 치료가 필요하다.

생리주기가 짧은 경우
(빈발월경)

보통 생리는 25~38일 주기로 반복되는데 이보다 빠른 주기(24일 이내)로 빈번하게 생리하는 경우를 빈발월경(잦은 생리)이라고 한다. 증상에 따라서는 월 2~3회씩 생리하는 경우도 있다.

빈발월경에는 배란이 되지 않는 무배란성과 배란은 되지만 주기가 짧은 배란성이 있다. 무배란성 빈발월경은 사춘기나 폐경 전에 일어나기도 한다. 배란이 되지 않으므로 임신도 되지 않는다. 만약 임신을 희망하는 경우에는 배란을 유도해야 한다. 생리를 자주 하기 때문에 빈혈이 생길 가능성도 있다.

배란은 되는데 생리주기가 짧은 배란성 빈발월경의 경우 배란 뒤의 황체 수명이 짧은 황체기능부전이 의심된다(칼럼 5 참조). 황체 수명이 짧으면 프로게스테론 분비가 충분하지 않으므로 수정과 착상에 중요한 자궁내막의 발육이 어려워져 불임증의 원인이 된다. 이 경우 호르몬제 치료를 실시한다.

35세 이상의 여성이 3개월 이상 빈발월경을 하는 경우 자궁근종을 의심해볼 수 있다. 또한 생리가 아닌 부정출혈을 생리로 착각하는 경우도 있다(부정출혈에 대해서는 p.90 참조).

무배란성과 배란성에 상관없이 생리주기가 24일 이내로 생리가 빈번할 경우 산부인과 진료를 받아보는 것이 좋다.

생리주기가 길거나 불규칙한 경우
(희발월경 · 부정주기)

생리주기가 39일 이상으로 길고 언제 시작될지 모를 정도로 불규칙적인 생리를 희발월경이라고 한다. 그리고 정상 주기에 해당되지 않는 생리주기를 부정(不整)주기라고 한다.

사춘기나 폐경 전에는 부정주기가 흔하기 때문에 크게 걱정할 필요는 없다. 그러나 성인여성이 연 10회 이하의 희발월경(뜸한 생리)인 경우는 무배란성 생리일 가능성이 있으므로 산부인과 진료를 받아 보는 것이 좋다. 배란 여부는 기초체온 측정으로 확인할 수 있다. 무배란으로 인한 희발월경은 뇌하수체나 난소기능이 저하되어 있는 경우가 많다. 그대로 방치할 경우 불임증이나 속발성 무월경으로 진행될 가능성이 있다.

출산 후의 여성 중에 드물게 생리주기가 길어져 한 달 반이나 두 달에 한 번 정도 생리하는 경우가 있는데 생리주기가 길더라도 주기적으로 생리를 한다면 크게 걱정할 필요는 없다.

생리가 짧거나 반대로 긴 경우
(과단월경 · 과장월경)

보통 4~7일 정도 계속되는 생리가 2~3일로 끝나버리는 것을 과단월경(짧은 생리)이라고 한다. 사춘기의 무배란성 생리에서 가끔 이런 현상이 나타나기도 하는데 이는 호르몬 분비가 아직 정상적이지 않기 때문이다. 사춘기의 과단월경은 성장하면서 호르몬 분비가 점차 안정화되면 사라진다.

30대 전후의 여성이 과단월경일 경우는 뇌하수체나 난소의 호르몬 분비에 이상이 생겼거나 갑상선 질환(칼럼 7 참조) 등을 의심해볼 수 있다. 그대로 방치하면 불임증이나 자궁내막 이상을 초래해 부정출혈을 일으킬 수 있으므로 조기에 치료해야 한다.

한편 1주일 정도로 끝나야 할 생리가 8일 이상 계속되는 것을 과장월경(긴 생리)이라고 한다. 과장월경은 뇌하수체나 난소의 호르몬 분비 이상을 의심해볼 수 있으며 자궁내막증이나 자궁근종의 증상으로도 나타날 수 있으므로 산부인과 진료를 받아보는 것이 좋다.

과장월경의 경우 생리가 길어지면서 빈혈이 생길 수 있으므로 빈혈에 대한 치료가 필요한 경우도 있다.

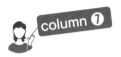

갑상선호르몬과
여성호르몬의 관계

에스트로겐과 갑상선호르몬은 서로 경쟁적으로 수용체(리셉터)에 결합하려고 한다. 따라서 체내에 에스트로겐이 과도하게 분비되면 갑상선호르몬이 수용체에 결합되는 것이 저해되어 갑상선호르몬이 충분하게 분비되어도 갑상선기능저하 증상이 나타날 수 있다.

갑상선 기능이 떨어지면 탈모가 생기고 피로하며 몸이 무겁고 추위를 타는 등 갱년기와 유사한 증상이 나타난다. 한편 에스트로겐이 과도하게 분비되면 지방과 수분의 저장도가 높아지고 유방 긴장감, 두통, 성욕 저하 등의 증상이 나타난다. 이들 증상이 복합적으로 나타나면 몸 상태가 상당히 나빠진다.

에스트로겐은 지방을 저장하는 방향으로 기능하고 갑상선 호르몬은 지방을 연소시키는 방향으로 기능하기 때문에 에스트로겐이 과도하게 분비되면 쉽게 살이 찔 수 있다.

한편 프로게스트론은 에스트로겐이 수용체에 결합하는 것을 막는 작용을 하므로 결과적으로 갑상선호르몬 기능을 정상으로 회복시킨다.

생리 출혈량이 적거나 반대로 많은 경우
(과소월경 · 과다월경)

생리 출혈량이 보통보다 극단적으로 적을 경우를 과소월경이라고
한다. 생리주기가 짧은 과단월경에서도 과소월경이 일어나곤 하는
데 그 원인으로는 뇌하수체나 난소의 호르몬 분비 이상, 무배란 등
이 있으며 폐경 전이나 경구 피임약 복용 시에도 과소월경이 일어날
수 있다.

특별한 원인이 없는데도 호르몬 분비의 이상이나 무배란 등으로
과소월경이 나타날 때는 불임증이 될 위험이 있으므로 임신을 원한
다면 산부인과에서 적절한 검사와 치료를 받아야 한다.

반대로 생리 출혈량이 보통보다 극단적으로 많을 경우를 과다월
경이라고 한다. 과다월경인지 구분하는 기준은 야간에도 1~2시간마
다 생리대를 교환해야 하는 경우, 큰 핏덩어리가 나오는 증상이 2일
이상 지속되는 경우, 예전보다 눈에 띄게 출혈량이 늘어난 경우다.
정상적인 생리혈에는 덩어리가 없다. 생간과 같은 핏덩어리가 나온
다면 양이 많다고 할 수 있다.

과다월경은 과장월경과 마찬가지로 출혈량 때문에 빈혈이 생길
위험이 있으며 치료해야 할 증상이다. 과다월경의 원인은 뇌하수체

나 난소의 호르몬 분비 이상, 자궁근종이나 자궁내막증 또는 자궁내막폴립이나 자궁내막암 등이 있다. 과다월경은 중병이 숨어 있을 가능성이 있으므로 반드시 산부인과 진찰을 받아보는 것이 좋다.

생리와 무관하게 출혈이 있는 경우
(부정출혈)

생리가 아닌데 성기에서 출혈이 있는 것을 부정출혈이라고 한다. 이 경우 자궁내막의 괴사에 의한 출혈이 아니라 난관, 자궁, 질, 외음부에서 출혈이 일어나는 것이다. 생리와는 다른 선홍색 출혈이거나 생리 끝 무렵처럼 분비물에 피가 섞인 갈색 출혈인 경우가 많다.

난관이나 자궁에서 출혈이 생기는 원인은 자궁경부미란(자궁경부에 상처나 염증이 생겨 점막이 짓무르는 것-역자), 경관폴립, 자궁근종, 자궁경부암, 난관암 등 기관의 질환과 호르몬 분비 이상(기능성 자궁출혈), 혈액질환, 비타민C 결핍증 등을 들 수 있다. 사춘기나 폐경 전의 호르몬 불균형에 의해서 난관이나 자궁에서 부정출혈이 일어나기도 한다.

질이나 외음부에서 출혈이 일어나는 것은 외상, 염증, 종양 등이 원인인 경우가 많다. 또한 임신 중에 일어나는 부정출혈은 흔한 증상으로, 베이지색 분비물이나 바로 지혈되는 소량의 출혈이라면 크게 걱정할 필요는 없다. 그러나 생리처럼 양이 많거나 선명한 붉은 혈액일 때는 유산일 가능성도 있으므로 빨리 진료를 받아야 한다.

어느 경우든 부정출혈은 중대한 질병이 숨어 있을 가능성이 있으므로 조기에 산부인과 진료를 받아보는 것이 좋다.

생리 시의 복통, 두통, 요통 등
(생리통 · 월경곤란증)

생리 시 일상생활을 하기 어려울 정도의 하복통, 두통, 요통, 위통, 구토, 식은땀, 두근거림, 전신 권태감, 어지러움, 짜증 등의 증상으로 고통받는 것을 월경곤란증이라고 한다.

월경곤란증은 사춘기나 폐경 전의 호르몬 불균형이나 자궁내막증, 자궁근종, 자궁선근증, 골반 내 염증, 자궁 위치 이상 등의 기관 이상이 원인이 되어 일어난다. 이러한 원인 외에도 정신적인 불안이나 자율신경실조증으로 인한 과도한 자궁수축 때문에 일어나기도 한다. 특히 심한 통증을 동반하는 경우는 자궁내막증에 의한 생리통인 경우가 많다.

월경곤란증은 현대 여성들에게 흔한 증상이다. 예전보다 생리통이 심해졌다, 생리가 시작되면 복통으로 외출이 불가능하다, 성교통이 있다, 배변배뇨 시 통증이 있다 등의 증상이 보이면 중병이 숨어 있을 가능성이 있으므로 산부인과 진료를 받아보는 것이 좋다.

치료는 원인에 따라 달라진다. 비교적 가벼운 경우는 요가, 체조, 식생활과 생활습관 개선, 출산 등으로 호전되기도 한다. 중증일 경우는 호르몬 치료나 한방약 치료를 실시하고, 상태에 따라서 외과수술을 하기도 한다. 자세한 것은 다음 장의 각 여성질환별 치료방법을 참조하기 바란다.

생리 전 심신에 불편을 느끼는 월경전증후군(PMS)

생리가 시작되기 3~10일 전부터 짜증, 우울, 집중력 저하, 불안, 피로, 불면 등의 정서적 불편함과 하복통, 요통, 유방통, 복부 팽만감, 변비, 식욕부진, 오심, 두통, 어지러움, 천식의 악화, 피부 트러블, 두드러기, 붓기 등의 신체적 불편함이 생기는 것을 월경전증후군(Premenstrual syndrome, PMS)이라고 한다. 이 명칭은 생리가 시작됨과

동시에 증상이 사라지기 때문에 붙여진 것이다.

비교적 많은 여성들이 월경전증후군의 여러 증상을 경험한다. 그러나 증상이 심해서 일상생활이 어려울 경우에는 치료가 필요하다. 평소에 PMS로 인한 증상인 줄 모르고 있다가 컨디션 난조로 인간관계가 나빠지는 경우도 많은 것으로 알려져 있다.

PMS의 뚜렷한 원인은 아직 밝혀지지 않았다. 다만 생리 전에 에스트로겐과 프로게스테론 분비량에 큰 변화가 생기는 것이 그 원인으로 보인다.

치료법으로는 각 증상에 따른 대증요법(정서적 불편함에는 항우울제 투여, 통증에는 진통제 투여 등), 호르몬제를 처방하는 호르몬요법, 비타민 B6 등 효과가 있다고 알려진 비타민을 처방하는 비타민요법, 운동요법, 심리요법 등이 있다.

평소 식습관도 매우 중요한데 비타민, 미네랄을 충분히 섭취하면 증상이 개선되는 경우가 있다. 반대로 백설탕, 염분, 알코올, 카페인, 초콜릿, 식품첨가물 등은 증상을 악화시킨다.

젊은 나이에 나타나는 폐경과 갱년기장애
(조발폐경 · 약년성 갱년기장애)

일본 여성의 평균 폐경 시기는 50세 전후인데 40세 이전에 폐경이 되는 것을 조발폐경이라고 한다. 폐경은 난소기능이 떨어지고 여성 호르몬 분비가 감소하면서 배란이 멈추는 현상이다. 매우 드물긴 하지만 아직 충분히 출산할 수 있는 30대임에도 불구하고 폐경이 되는 경우도 있다.

조발폐경이 되면 불임증뿐만 아니라 골다공증, 고지혈증 등 폐경 후 걸리기 쉬운 질병에 걸릴 위험이 커지므로 조기에 치료를 받아야 한다.

조발폐경의 원인으로는 염색체 이상, 면역질환, 대사이상, 항암제 요법에 의한 부작용 등을 들 수 있다. 치료는 각각의 원인에 따라 배란을 촉진하는 대증요법을 실시한다. 조발폐경으로 진단받은 경우라도 호르몬요법이나 한방약치료 등으로 배란이 다시 시작되는 경우도 있기 때문에 우선 전문의의 진찰을 받아야 한다.

난소기능 저하에 따른 조발폐경이 아닌데 생리가 3개월 이상 없는 경우 속발성 무월경으로 진단한다. 속발성 무월경과 조발폐경 모두 생리가 멈추기 전과 후에 갱년기장애와 유사한 증상이 나타나는데 이를 약년성 갱년기장애라고 한다. 약년성 갱년기장애는 스트레스와 불규칙적인 생활, 환경호르몬 등의 화학물질에 의한 영향, 무리한 다이어트, 과격한 운동 등으로 호르몬 균형이 무너져 일어나는 것으로 보인다.

아직 나이가 젊은데 생리가 불규칙하거나 화끈거림, 심계항진이 느껴지는 등의 갱년기장애와 비슷한 증상이 나타나는 경우 조발폐경에 의한 것인지 호르몬 불균형에 의한 것인지 잘 구별해서 대처해야 한다. 두 경우 모두 전문의의 진찰 · 치료를 받아보는 것이 좋다.

폐경과 관련된 증상들
(갱년기장애)

40대 후반이 되면 난소에서 분비되는 에스트로겐과 프로게스테론의 분비량이 점차 감소하고 난소기능이 쇠퇴하면서 폐경을 맞이하게 된다. 폐경 전후의 10년간, 대개 45~55세 시기에 여성호르몬의 균형이 크게 변화하면서 갱년기장애라고 불리는 다양한 증상들이 나타난다.

폐경이 가까워지면 생리가 불규칙해진다. 이때부터 전형적인 갱년기장애 증상인 안면홍조 같은 얼굴 부위의 화끈거림과 열감 증상이 나타난다. 그 밖에도 심계항진, 수족냉증, 어깨 결림, 요통, 빈뇨 등의 증상이 나타난다. 이는 호르몬 불균형에서 비롯되는 자율신경실조증의 한 증상으로 부정수소(부정호소라고도 한다. 자각 증상을 호소하지만 검사를 해도 원인이 되는 질병이 발견되지 않기 때문에 환자의 호소는 강하지만 객관적 소견이 부족하여 치료도 어렵고 주위 사람들의 이해도 얻기 어렵다는 특징이 있다.-편집자)라고 불리는 갱년기장애의 대표적인 증상들이다. 신체적인 증상과 함께 정서 또한 불안정해지면서 짜증이 늘거나 우울해지기도 한다.

부정수소는 난소에서의 여성호르몬 분비가 저하되고 이를 조절하는 FSH와 LH에 관련된 뇌하수체가 영향을 받으면서 일어난다.

또 폐경이 되면 골다공증과 고지혈증에 걸리기 쉬워진다. 골다공증이란 뼈 속의 칼슘이 빠져나와 스펀지처럼 뼈에 구멍이 생기면서 약해지는 질병이다. 폐경 후에는 누구나 뼈 속 칼슘이 감소한다. 검사 결과 골밀도가 젊을 때의 70% 이하이면 골다공증으로 진단한다.

고지혈증이란 혈액 중의 콜레스테롤과 중성지방 등의 지질이 증가하는 질병이다. 지질 중에서도 나쁜 콜레스테롤이 증가하면 고혈압과 심장병(협심증, 심근경색), 뇌졸중(뇌경색, 뇌출혈) 등에 쉽게 걸린다. 또한 이와 같은 질병이 원인이 되어 거동을 못하게 되거나 노인성

치매질환에 걸릴 수 있다.

폐경 후 여성은 같은 세대의 남성보다 골다공증과 고지혈증 발병률이 훨씬 높아진다. 그 이유는 주로 여성호르몬에 의한 콜레스테롤 억제효과가 사라지기 때문인 것으로 알려져 있다. 건강하고 행복한 노후를 위해서라도 중병에 이르기 전에 미리 검사와 치료를 받는 것이 중요하다.

갱년기를
편안하게 보내기 위한 방법

갱년기장애의 증상과 기간은 개인차가 매우 커 사람마다 다르게 나타난다. 몇 년씩 고생하는 사람이 있는가 하면 60세가 되어도 별 증상 없이 수월하게 지나가는 사람도 있다.

이는 갱년기장애가 정신적인 스트레스 및 식생활을 비롯한 생활습관과 큰 관련이 있기 때문이다. 갱년기장애는 마음가짐에 따라 얼마든지 개선할 수 있다.

갱년기장애로 고생하지 않으려면 폐경 전부터 평소 생활습관에 신경을 써야 한다. 정신적인 스트레스는 체내 비타민을 소모하는 것으로 알려져 있다. 칼슘과 미네랄이 부족한 식습관은 골다공증 위험을 높인다. 평소 지방이 많은 음식을 많이 먹으면 나쁜 콜레스테롤이 체내에 쌓이면서 폐경 후 고지혈증에 걸리기 쉬워진다. 흡연과 음주 습관 또한 고지혈증의 위험을 높인다.

이와 함께 경피독을 비롯한 유해화학물질이 체내에 쌓이지 않게 하는 생활습관도 중요하다. 호르몬 균형은 환경호르몬 등 유해화학물질의 영향에 취약하기 때문이다.

갱년기장애의 여러 증상들은 여성호르몬 중에서도 에스트로겐의 분비 감소로 인해 일어난다고 지금까지 알려져 있었다. 현재 일본의 갱년기장애 완화 치료는 주로 에스트로겐을 사용하는 호르몬요법이 주를 이룬다. 그런데 최근에 갱년기장애가 프로게스테론의 분비량 저하에 큰 영향을 받는다는 이론이 등장했다.

미국 의사인 존 리(John R Lee) 박사는 에스트로겐을 주체로 한 호르몬요법보다 프로게스테론에 의한 호르몬요법이 더 효과적이라고 주장했다.

부작용이 강한 합성 프로게스테론은 갱년기 호르몬 보충요법에 쓰이는 에스트로겐의 발암 위험성을 억제하는 목적으로만 현재 제한적으로 사용되고 있다. 그러나 천연 프로게스테론은 체내에 분해 효소가 있기 때문에 부작용이 적을 것으로 보인다. 호르몬요법에 사용되는 합성 에스트로겐도 체내에서 대사되는 것이 어려워 계속 같은 형태로 남아 있다. 이것이 천연과 합성 호르몬의 큰 차이점이다.

천연 프로게스테론은 이미 주사제 형태의 치료약으로 쓰이고 있다. 그런데 최근에 천연 프로게스테론 크림이 화장품으로 시판되기 시작하면서 사용상의 편리성 때문에 미국을 중심으로 호르몬요법에서 사용되고 있다. 그러나 의료계에서는 아직 사용되지 않고 있으므로 효과 · 효능에 대한 자세한 조사는 이루어지지 않은 상태다.

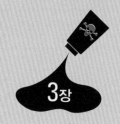

3장

호르몬 불균형으로 인해 생기는
여성질환

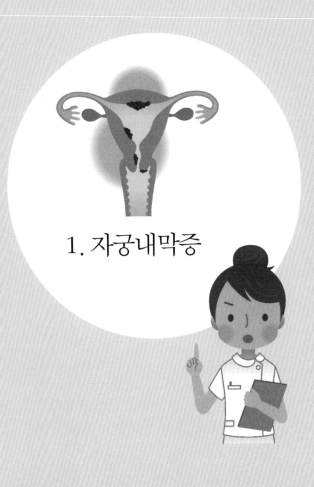

1. 자궁내막증

유해화학물질과의
관련성이 의심되는 자궁내막증

자궁내막증은 50년 전 일본에서는 거의 찾아볼 수 없던 질환이었다. 발병률은 최근 50년간 20~30배로 급증하였고 현재는 20~40대 성인여성의 10%가 환자인 것으로 알려져 있다.

50년 사이에 자궁내막증이 급증한 것은 석유를 원료로 사용한 합성화학물질의 증가와 거의 일치한다. 자궁내막증의 발병 원인은 아직 완벽하게 규명되지 않았으나 유해화학물질, 특히 환경호르몬의 영향으로 여성호르몬인 에스트로겐의 작용이 교란되어 발병한다는 논리가 가장 유력하다.

리어 박사의 벵골원숭이 실험을 통해 자궁내막증의 원인으로 다이옥신이 주목받았다. 그러나 환경호르몬 작용과 여성질환 발병 메커니즘에 대한 해석은 매우 복잡하기 때문에 단정 지을 수 없다. 그러나 자궁내막증의 위험요소로서 다이옥신을 지목할 필요는 있을 것이다.

출산횟수가 적거나 초산 시기가 늦은 사람, 초경이 빠른 사람일수록 자궁내막증 발병률이 높다는 조사결과도 있다. 이는 이러한 여성들의 경우 에스트로겐 분비 기간이 길어서 에스트로겐에 더 오래 노출되기 때문인 것으로 생각할 수 있고, 자궁내막증을 에스트로겐 의존증이라고 부를 수 있는 근거가 된다.

이러한 사실들을 종합해볼 때 현대 여성의 생활환경 변화, 고령 출산, 아이를 낳지 않는 부부 증가가 자궁내막증 증가의 커다란 요인이라고 할 수 있다. 자궁내막증은 재발 가능성이 큰 질병이다. 출산으로 병소가 사라지기도 하지만 몇 년 뒤 다시 재발하는 환자도 매우

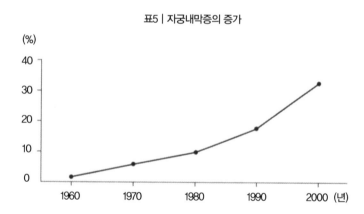

표5 | 자궁내막증의 증가

도쿄대학병원(구 분원)에서 수술 받은 환자 중 개복 또는 복강경으로 복부를 조사한 결과 자궁내막증의 존재가 확인된 비율을 표시한 그래프. 과거 40년 사이 약 30배 증가한 것을 확인할 수 있다. — 쓰쓰미 오사무(堤 治) 저, 《환경생식학입문》.

많다. 자궁내막증의 발병과 재발을 방지하기 위해서 생활환경을 개선하는 노력을 기울여야 할 것이다.

자궁내막증의 원인으로
추정되는 것들

많은 여성질환들과 마찬가지로 자궁내막증의 원인 또한 아직 명확하게 밝혀지지 않았으며 추정되는 가설들은 다음과 같다.

(1) 이식설(역류월경설)

생리 시의 혈액은 질 밖으로만 배출되지 않고 매번 소량이지만 난관으로 역류된다. 이때 역류되는 생리혈에는 자궁에서 박리된 내막조직이 섞여 있는데 이것이 난관이나 난소를 통과해 복부의 여러 기관에 부착되어 증식한다는 이론이다.

(2) 복막화생설

골반 내 복막조직에는 본래 자궁내막과 유사한 조직이 있는데 이것이 어떤 자극으로 인해 생리 때 자궁내막과 함께 증식한다는 이론이다.

(3) 다이옥신의 영향

벵골원숭이 실험으로 증명된 다이옥신의 영향이 인간 여성에게도 적용된다는 이론이다. 위에서 언급한 것처럼 이에 대해 여러 조사와 연구로 검증하고 있는 중이며 아직 단정할 수 있는 단계는 아니다.

(4) 면역기능의 저하

네덜란드의 에버스(J. Evers) 박사팀의 연구 결과 여성의 약 90% 이상에서 이미 복막 내부가 자궁내막증의 예비 상태에 있다는 사실이 밝혀졌다. 평상시에는 면역기능과 내분비계, 뇌신경계의 생체조절기능이 작동해 자궁내막증으로 진행되지 않도록 보호한다. 그러나 어떤 원인에 의해 그 기능이 부분적으로 작동하지 않을 경우 질병으로 진행된다는 이론이다.

다이옥신을 비롯한 환경호르몬은 면역기능과 생체조절기능을 저하시키는 것으로 알려져 있다. 다이옥신은 수돗물, 농약, 폐기물 등에 의해 오염된 생선과 야채, 육류, 유제품에 다량 함유되어 있으며 주로 입을 통해 체내로 들어온다. 그러나 샴푸 등의 합성세제 사용, 염소계 화합물(다이옥신이 부생성물로 함유되어 있음)로 표백된 생리대와 탐폰 사용에 의해 유해화학물질이 피부로 흡수되는 이른바 경피독에 의해 흡수된다는 의견도 있다. 면역기능의 저하는 영양 불균형,

불규칙한 생활, 정신적인 스트레스에 의해서도 발생할 수 있다.

자궁내막증의
주요 증상

자궁내막증은 생리 시 심한 통증과 여러 불편한 증상(월경곤란증)이 특징이다. 출산을 경험한 환자들 중에는 생리통이 진통만큼 심하다는 사람도 있다.

실제로 생리가 시작되면 견디기 힘들 정도의 심한 하복부 통증으로 외출이 불가능해 회사에 결근하는 환자들도 있다. 결과적으로 통증과 불편함 때문에 사회에서 점점 고립되는 문제까지 발생한다.

자궁내막증의 병소는 매우 다양한 위치에 생기므로 통증의 종류와 통증을 느끼는 장소 또한 매우 다양하다. 간혹 생리통을 별로 느끼지 않는다는 환자들도 있지만 일본자궁내막증협회의 조사에 따르면 89%의 환자가 생리 시 심한 하복부 통증을, 76%의 환자가 생리가 아닐 때에도 심한 하복부 통증을 호소했다. 그 밖에도 허리통증, 젤리 같은 덩어리를 동반한 과다월경, 성교통, 두통, 어깨 결림, 변비, 피로감, 수족냉증 등의 증상도 나타났다.

일상생활이 힘들 정도로 생리통이 심하거나 약을 먹어도 생리통이 없어지지 않는 등의 증상이 있다면 한번쯤 자궁내막증을 의심해 봐야 한다.

자궁내막증이
생기는 과정

자궁내막이란 자궁 내측에 있는 점막을 말한다. 이 점막은 생리주기에 따라 비후해지는데 이와 매우 유사한 조직이 자궁이 아닌 다른 위치에서 증식하는 것을 자궁내막증이라 한다. 주로 골반으로 둘러싸인 하복부의 여러 위치에 증식한다.

자궁내막증이 생기기 쉬운 장소

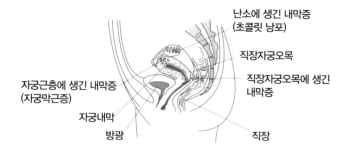

정상적인 생리는 에스트로겐과 프로게스테론이라는 두 여성호르몬의 작용에 따라 비후해진 자궁내막이 떨어지면서 질을 통해 혈액으로 유출되는 현상을 말한다. 그러나 자궁이 아닌 다른 위치에 증식된 조직은 배출구가 없기 때문에 생리가 반복될 때마다 작은 혈액 덩어리들이 점점 크기가 커지면서 주변 장기를 압박해 여러 가지 문제들을 야기한다.

골반 내의 다양한 위치에서 자라난 자궁내막 조직은 가까이에 있는 장기에 유착되기 쉬운 성질이 있다. 만약 난관과 난소에 유착되면 불임의 원인이 된다.

자궁내막증과 불임의 인과관계가 증명되지 않은 사례까지 포함해 자궁내막증은 불임 확률을 높이는 것으로 알려져 있다.

난소에 생긴 자궁내막증은 오래된 혈액 덩어리가 갈색으로 변하기 때문에 초콜릿 낭포라고 부른다. 난소에만 병소가 있는 경우 다른 위치에 생긴 경우보다 생리통이 가벼울 수 있다. 그러나 병소가 커져 난소가 10cm 이상으로 커지면 생리통은 물론 성교통과 요통까지 생기기도 한다. 뿐만 아니라 거대해진 낭포가 파열되어 그 내용물이 하복부로 유출되면서 격렬한 통증을 일으켜 응급실로 실려 오는 경우도 있다.

하복부의 가장 밑에 있는 직장자궁오목은 병소가 생기기 쉬운 곳

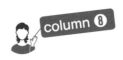

자궁선근증

자궁내막증 중에서도 자궁을 둘러싼 자궁 근육에 내막증이 생긴 경우를 자궁선근증(자궁샘근육종)이라고 한다.

자궁 근육 내에 전이된 자궁내막 조직은 부분적으로 팽창하거나 전체로 퍼져 자궁 자체를 크게 만들기도 한다.

자궁선근증은 정상적인 자궁 근육 조직과 병소 조직이 복잡하게 얽혀 있는 경우가 많아 진단과 치료가 매우 어렵다. 주요 증상은 다른 자궁내막증과 마찬가지로 심한 생리통과 생리과다이다.

자궁근종과 비슷한 위치에 생기기 때문에 구분하기가 매우 어렵다. 자궁근종의 경우 생리통이 그리 심하지 않는 데 비해 자궁선근증은 생리통이 심하다는 것이 차이점이다.

이다. 여기에 자궁내막증이 생기면 자궁과 직장이 유착되면서 극심한 생리통과 배변통, 성교통을 호소하기도 한다.

그 밖에 방광에 내막조직이 증식해 생리 시 혈뇨 또는 빈뇨 증상이 나타나거나 장에 증식해 하혈이나 변비가 생기는 사례도 있다. 골반뿐만 아니라 전신에 증상이 나타날 가능성도 있다. 자궁내막 조직이 폐로 전이되어 생리 때마다 혈담이 나오는 사례도 보고되었다.

심한 생리통은
자궁내막증 검사를 받아야

생리할 때 하복부에 강한 통증을 느끼거나 그 외에 두통, 요통, 월경과다 등 이른바 월경곤란증으로 고생한다면 반드시 (산)부인과 진료를 받아보는 것이 좋다. 병원 진찰을 주저하며 혼자 생리통으로 고민하다가 질병을 악화시키는 경우가 많기 때문이다.

자궁내막증이 악화되면 불임증이 되기 쉬우며 난소암이나 자궁내막암을 유발하기도 한다. 다른 장기에 유착이 진행되면 개복수술을 해야 하는 경우도 있다. 따라서 조기에 진단해 치료를 시작하는 것이 최선이다.

자궁내막증은 병소의 위치에 따라 진단하기가 어려울 수 있다. 검사방법은 전문의와 상담해 증상에 맞는 방법을 선택하는 것이 좋다. 검사에는 다음과 같은 방법이 있다.

① 내진(손가락을 넣어 촉진하는 방법)

② 직장 내진

③ 초음파단층촬영

④ 혈액검사(종양표지: CA125 등)

⑤ MRI

⑥ CT스캔

자궁내막증의 치료

병소의 장소, 병의 진행 정도(유착의 진행상황 등), 향후 출산 희망 여부 등에 따라 치료법이 달라진다. 전문의와 상담 시 자신에게 맞는 치료법을 올바르게 선택할 수 있도록 대표적인 치료법을 소개한다.

호르몬요법

자궁내막증은 생리에 의해 병소가 생기며 증상이 악화된다. 따라서 생리를 주관하는 에스트로겐과 프로게스테론의 호르몬 균형을 조절해 증상을 점차 경감시키는 호르몬요법을 실시한다.

호르몬요법은 외과적 수술을 하지 않는 것이 장점이나 부작용, 체질에 맞지 않을 가능성, 치료 후 재발 가능성이 있다.

① 위(僞)임신요법

중간 용량 또는 저용량의 경구용 피임약을 사용해 임신과 유사한 가짜 임신 상태로 만드는 방법이다. 경구용 피임약을 복용하면 생리는 하지만 배란은 되지 않으므로 자궁내막 조직의 증식을 억제할 수 있다.

② 위(僞)폐경요법

에스트로겐 작용을 억제해 생리를 일시적으로 중단시킴으로써 폐경 상태로 만드는 가짜 폐경 방법이다. 경구약제인 다나졸이 자주 쓰이며, 그 밖에 GnRHa(Gonadotropin Releasing Hormone Agonist) 비강 스프레이나 주사를 사용한 치료방법도 있다.

위폐경요법을 사용하면 폐경의 갱년기장애와 유사한 증상이 나타난다. 장기간 복용하면 배란이 없어지고 에스트로겐이 분비되지 않으므로 골다공증에 걸리기 쉽다. 따라서 장기간 사용하지 않고 4~6개월 정도 후 치료를 중단한다.

외과수술

① 개복수술

호르몬요법으로 효과를 보지 못하거나 유착이 너무 심할 경우에 수술을 실시한다. 경우에 따라서는 난소나 자궁을 적출하는 경우도 있으므로 출산을 희망하는 환자는 최대한 피해야 한다. 재발확률은 상당히 낮다.

② 복강경 수술

복부에 두세 군데 작은 구멍을 내어 복강경이라는 관을 삽입해 병소 부위를 제거하거나 유착 부분을 떼어내는 수술이다.

이 치료법은 발병된 장기를 살릴 수 있고, 수술 후 회복이 빠르다는 장점이 있지만 재발 가능성이 있다.

한의학요법

한의학에서는 자궁내막증을 혈액의 흐름이 정체되는 어혈에 의해 발병하는 질환으로 해석한다. 그리고 어혈은 스트레스, 식생활, 불규칙한 생활에 의해 몸의 균형이 무너지면서 생기는 것으로 본다. 몸의 균형을 회복하기 위한 한방약 복용과 침요법 등이 주요 치료법이다.

프로게스테론 크림 요법

호르몬 균형을 회복하기 위한 방법으로 천연 프로게스테론 크림을 피부가 흡수하기 쉬운 부위에 바르는 요법이다. 부작용은 거의 없으나 도포하는 용량이 너무 많으면 유방팽창감, 부정출혈 등이 일어날 수 있다. 개인에 따라 피부 흡수량의 차이가 커서 사람마다 효과의 편차가 크다. 장시간에 걸쳐서 서서히 호르몬 균형을 회복시키므로 필자의 병원에서는 재발 방지 및 증상 완화 목적으로 사용하고 있다.

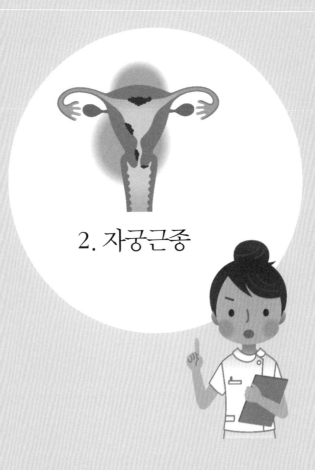

2. 자궁근종

자궁근종이란?

자궁근종은 성인여성 네 명 중 한 명이 가지고 있는 것으로 알려져 있으며 여성질환에서 가장 흔하게 볼 수 있는 양성 종양이다. 평균 발병연령은 30~40세인데, 최근에는 저령화되는 추세를 보이고 있다. 크기가 작은 것은 거의 무증상으로 일상생활이나 출산에 영향을 미치는 일이 없기 때문에 자궁근종이 있다는 사실을 모른 채 지내는 여성도 많다.

자궁은 평활근이라 불리는 근육으로 구성되어 있다. 이 평활근 세포가 이상증식하면서 형성된 혹(종양)이 자궁근종이다. 근종은 하나만 생기는 경우도 있지만 대개의 경우 여러 개 생긴다. 그리고 크기가 어느 정도 커지면 성장이 멈추는 것과 멈추지 않고 점점 커지는 것이 있다. 크기는 콩알만 한 것에서 주먹 크기에 이르기까지 다양한데 크기가 커지면 다른 장기를 압박하면서 여러 증상들이 나타난다.

주요 증상으로는 생리 시 출혈이 증가하는 과다월경이 있다. 출혈량이 증가하므로 빈혈이 생기는 경우도 많다. 출혈이 장기간 지속되면 심장에 부담을 주어 심비대를 일으키기도 한다. 그 외에 근종이 생기는 위치나 크기에 따라 생리통, 부정출혈, 요통, 변비 등의 다양한 증상이 나타난다. 위치에 따라서는 자각증상이 전혀 없는 경우도 있다. 또한 비대해진 근종이 요관을 압박하면서 소변이 나오지 않거나 물콩팥증(수신증)을 일으키는 경우도 있다. 수신증은 신장기능이 훼손될 위험이 있는 질병이다.

자궁근종과 자궁내막증은 종종 함께 나타나기도 한다. 드물게는 자궁근종과 자궁내막암, 난소암이 함께 나타나는 경우도 있는데 자궁근종 자체는 양성 종양이므로 악성 종양(암)은 아니다.

자궁근종이 커지면 불임증에 걸릴 확률이 높아진다. 근종의 위치에 따라서는 유산이나 조산의 위험도 있다. 그러나 정상적으로 출산하는 경우도 많다는 것이 특징이다.

자궁근종이 생기는 위치

자궁근종은 생기는 위치에 따라 다음과 같이 분류된다.

① 장막하 근종

자궁 외측에 있는 자궁장막에 발생하는 근종으로, 자궁표면(장막측)을 향해 커진다. 자각증상이 나타나기 어려운 위치이므로 근종이 커지더라도 잘 모르는 경우가 있다.

② 점막하 근종

자궁 내측에 발생하는 근종으로, 자궁내강을 향해 커진다. 발생 빈도는 낮지만 근종 크기가 작더라도 과다월경이나 생리통 등 증상이 심하게 나타나기도 한다. 뿌리를 두고 근종이 자라는 특수한 경우도 있는데 그 뿌리가 점차 자라면서 결국에는 탈락되어 자궁 밖으로 배출되기도 한다. 이처럼 점막하 근종이 자궁 밖으로 배출되는 것을 근종분만이라고 한다.

③ 근층 내 근종

자궁 근육 내에 발생하는 근종이다. 자궁근종 중에서 발병 빈도가 가장 높다. 자궁 근육에 근종이 생기므로 자궁 자체가 늘어나거나 당겨지면서 생리통이 심하고 생리 시 출혈이 많아진다.

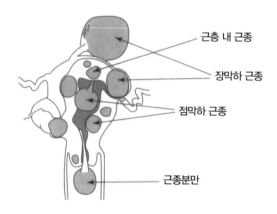

자궁근종이 생기기 쉬운 부위

근층 내 근종

장막하 근종

점막하 근종

근종분만

④ 자궁경부근종

자궁경부(자궁 입구 부근)에 발생하는 자궁근종이다. 발병 빈도는 낮다. 대부분의 자궁근종은 앞에서 설명한 세 가지 근종 중에 하나로 분류된다.

추정할 수 있는
원인들

자궁근종이 왜 생기는지에 대해서는 아직 명확하게 밝혀지지 않았다. 추측할 수 있는 논리는 누구나 선천적으로 자궁에 근종의 원인이 되는 조직을 가지고 태어나는데 그것이 어떤 계기에 의해 근종으로 자란다는 것이다.

근종의 성장에 에스트로겐의 분비가 크게 관여하고 있다는 이론이 가장 유력하다(에스트로겐 의존증). 자궁내막은 에스트로겐의 작용으로 두께가 두꺼워지기 때문이다. 그러나 자궁내막에는 에스트로겐과 프로게스테론의 두 호르몬 수용체가 존재하므로 두 호르몬의 균형이 무너지면 근종이 자라기 시작한다는 견해도 있다.

자궁근종의 발병과 발육에 여성호르몬이 깊이 관련한다면 식생활, 생활양식, 정신적 스트레스와 환경호르몬의 영향이 자궁근종의 요인이 된다고 볼 수 있을 것이다. 실제로 생활양식이 급변하고 있는 현대에 들어서 자궁근종의 발병률이 크게 증가했다.

검사를 통해
근종의 크기와 증상을 확인

많은 여성들이 자궁근종을 가지고 있지만 커지지 않고 자각증상이 없다면 특별히 치료할 필요는 없다. 생리 시 출혈량이 많아지거나 생리통이 심해지는 등의 증상이 나타나면 그때 부인과 진료를 받으면 된다.

통증이나 불편한 증상이 전혀 없더라도 근종이 커져서 배를 만졌을 때 외부에서도 혹이 느껴질 때가 있다. 이럴 경우 출산을 계획하고 있다면 부인과에서 검사를 받아보는 것이 안전하다. 검사에는 다음과 같은 방법이 있다.

① 내진
② 초음파단층촬영
③ 혈액검사(종양표지: CA125 등)
④ MRI
⑤ CT스캔

자궁근종의 치료

검사 결과 근종이 주먹 크기 또는 그 이상인 경우, 근종이 변성된 경우, 출혈량이 많은 경우(빈혈 위험), 육종일 가능성이 있을 경우 등이 확인되면 증상에 따라 치료를 실시할 필요가 있다. 치료방법에는 각각 장단점이 있다. 치료 여부 등을 포함해 자신에게 맞는 치료법을 부인과 전문의와 상의하는 것이 좋다.

호르몬요법

이 치료법은 호르몬제를 이용해 인위적으로 폐경 상태로 만들어 근종을 서서히 작게 만드는 위폐경요법이다. 경구약인 다나졸, 비강 스프레이 혹은 주사로 투여하는 GnRHa 치료법이 주를 이룬다. 폐경 상태로 만들기 때문에 갱년기장애와 유사한 부작용이 나타난다. 적정 사용기간은 4~6개월이다.

현재 일본에서는 자궁내막증 치료로 저용량 경구용 피임약을 이용한 위임신요법을 실시하고 있지만 자궁근종 치료로는 그 사용을 제한하고 있다. 단, 중간 용량 경구용 피임약은 사용할 수 있으므로 주의 깊게 관찰하면서 위임신요법을 실시하기도 한다.

천연 프로게스테론 크림을 흡수가 용이한 피부에 도포해 호르몬 균형을 맞추는 요법도 어느 정도의 효과를 기대할 수 있다.

외과수술

주먹 크기보다 커진 근종은 약물요법만으로는 완전히 제거하기 어렵기 때문에 증상, 나이, 체질 등에 맞는 수술법을 선택해야 한다. 치료법에 따라서는 기술을 보유한 전문의가 한정되어 있거나 보험이 적용되지 않는 경우가 있다.

① 자궁적출술

개복수술로 자궁 전체를 적출하는 수술이다. 근종 위치나 증상에 따라서는 개복하지 않고 질을 통해 수술하는 경우도 있다. 자궁 전체 적출은 재발할 위험이 없고 완치가 가능하지만 임신이 불가능하고 갱년기장애를 초래할 가능성이 있다.

② 자궁근종핵출술

개복수술에 의해 병소인 근종(핵)만을 제거하는 수술법이다. 출산을 원하는 사람에게 적합하지만 발견하지 못한 작은 크기의 근종이 남아 재발할 가능성이 있다.

③ 복강경수술

복강경으로 근종 부분을 제거하는 수술법이다. 자궁을 살릴 수 있고 수술 후 회복이 빠르다는 장점이 있으나 재발할 가능성이 있다.

④ 자궁동맥색전술(UAE)

카테터를 이용해 색전 물질(혈관을 막는 물질)을 이동시켜 근종에 영양을 공급하는 혈류를 막아 근종을 작게 만드는 방법이다.

이 치료법은 자궁을 살릴 수 있지만 조영제를 사용한 방사선치료를 해야 하므로 조영제에 알레르기가 있거나 임신 중인 경우는 추천할 수 없다. 재발할 가능성이 있고 수술 후 통증이 심하다는 문제도 있다.

⑤ 집속초음파요법(FUS)

MRI 화상모니터로 근종 위치를 확인해 초음파로 병소를 지지는 치료법이다. 몸에 칼을 대지 않고 자궁을 살릴 수 있는 새로운 기술이다.

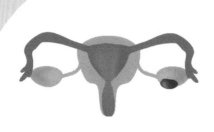

3. 난소종양 ·
난소낭종

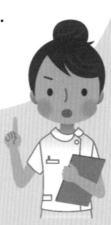

난소낭종이란?

자궁에서 손을 뻗은 듯한 모양의 난관에 지지받고 있는 것이 난소다. 좌우에 각각 하나씩 있으며 메추리알 같은 타원형 모양이다. 난소는 난자의 근원인 원시난포를 저장하는 것 외에 난자의 배출과 여성호르몬을 분비하는 중요한 역할을 한다.

난소는 종양이 생기기 쉬운 장기로 알려져 있다. 또한 종양이 생겨도 자각증상이 거의 나타나지 않기 때문에 침묵의 장기로도 불린다. 왜 이러한 종양이 생기는지에 대해서는 아직 명확하게 밝혀지지 않았다. 난소에 생기는 종양에는 크게 난소낭종과 충실성 종양, 두 종류가 있다.

난소낭종은 난소 안에 액체 상태의 물질이 차 있는 종양으로, 난소에 생기는 종양의 대부분을 차지한다. 종양에는 양성과 악성이 있는데 난소낭종의 90%는 양성 종양이다.

충실성 종양은 딱딱한 덩어리(혹) 형태로, 80%가 악성 종양, 즉 난

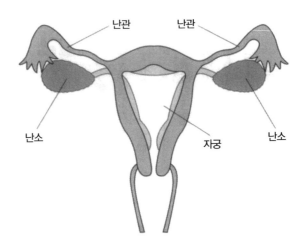

자궁과 난관, 난소

난관　　　난관

난소　　　　　　자궁　　　난소

소암이 된다. 난소낭종, 충실성 종양 외에도 양성이나 악성으로 분류할 수 없는 중간군 증상이 있다.

난소낭종의
종류

난소낭종에는 다양한 종류가 있다. 그중에서도 혈액이 종양이 되어 갈색으로 변색된 것을 초콜릿 낭포라고 부르는데 자궁내막증의

한 형태다(p.109 참조).

난소낭종은 종양의 차이에 따라 몇 가지로 분류되는데 다음의 세 가지 낭종이 가장 흔하다.

① 장액성 낭종

종양 안에 물 같은 액체(장액)가 들어 있는 난소낭종으로, 주먹 크기부터 수 킬로그램에 이르는 종양까지 그 크기가 다양하다. 발병률이 가장 높고 난소에 생기는 종양 중 30%가 장액성 낭종이다.

이 낭종은 10~30대의 비교적 젊은 세대에서도 발병하는 사례가 많다. 종양이 하나만 있는 경우와 여러 개의 종양이 동시에 생기는 경우가 있으며 여러 개의 종양은 이후 악성으로 변하기 쉬운 것으로 알려져 있다.

② 가짜 점액성 낭종

종양 안에 점액 상태의 액체가 차 있는 난소낭종이다. 장액성 낭종 다음으로 발병률이 높고 전체 난소 종양 중 20%를 차지한다. 몸에 생기는 종양 중에서 가장 크게 자라는 종양으로, 엄지손가락 크기에서 사람 머리 크기로 자라기도 한다. 특히 악성일수록 종양의 성장속도가 빠르다.

③ 피양낭종

종양 안에 머리카락이나 지방조직 등 인체조직의 일부가 들어 있는 특이한 난소낭종이다. 난소 안의 난자가 수정되지 않고 제멋대로 분화를 시작해 어중간한 상태로 신체의 일부가 만들어지면서 낭종이 생기는 것으로 알려져 있다. 그러나 난자가 분화를 시작하는 이유에 대해서는 아직 밝혀지지 않았다.

피양낭종은 전체 난소 종양 중 15%를 차지하는 것으로 알려져 있으며 20~40대의 젊은 여성에게도 흔한 낭종이다. 한쪽 난소에 피양낭종이 생기면 거의 50%의 확률로 반대 측에도 피양낭종이 생기는 특징이 있다. 대부분 양성이며 커지면 아이 머리 크기까지 자라기도 한다.

자각증상이 거의 없는
난소낭종

종양의 크기가 작을 때는 전혀 자각증상이 없는 것이 난소낭종의 특징이다. 이 때문에 난소를 침묵의 장기라고 부르기도 한다.

임신해서 초음파 검사를 받다가 처음으로 난소낭종을 발견하는 경우도 흔하다. 자각증상은 보통 종양이 주먹 크기만큼 자라고 나서부터 나타난다. 종양이 커지면 하복부를 만지기만 해도 덩어리가 만져지는 경우도 있다.

종양의 크기가 커지면 요관이나 직장 등 다른 장기를 압박하므로 복부 팽만감, 복통, 요통 등이 생기며 변비, 빈뇨가 나타나기도 한다. 경우에 따라서는 부정출혈이나 수액성 분비물이 늘어나는 등의 증상이 나타날 때도 있다.

난소낭종의 자각증상 중에서 특이할 만한 것은 커진 난소 종양이 뿌리 부위에서 꼬이는 증상, 즉 경염전(莖捻轉)이라 불리는 증상이다. 경염전이 생기면 갑자기 격렬한 하복부 통증이 일어나 쇼크증상에 따른 오심, 구토가 일어나고 때로는 의식을 잃는 경우까지 생긴다. 이때는 응급수술이 필요하다.

진단의 타이밍과
치료방법

종양의 크기가 3~4cm 정도면 추적 관찰을 한다. 직경 5cm 이상이 수술 등의 치료를 고려하는 기준이 되는데, 병원에 따라서는 이

때도 추적 관찰을 하는 경우가 있다. 9cm 이상이면 악성일 가능성이 높고 난소낭종 경염전을 일으킬 수 있으므로 대부분 수술을 권한다. 그러나 자각증상이 거의 없어 사람 머리 크기로 자랄 때까지 발견되지 않는 경우도 있기 때문에 때때로 적절한 치료시기를 놓치는 안타까운 경우도 있다.

종양이 발견되고 양성인지 악성인지 판단할 때 초음파단층촬영, 혈액검사(종양표지 등), MRI, CT스캔 등의 검사방법이 사용된다.

난소종양의 근본적 치료방법은 종양적출수술이다. 지금까지는 개복수술 방법으로, 종양이 발생한 난소 전체를 적출하는 수술이 주로 실시되었다. 난소는 두 개이므로 한쪽 난소를 적출해도 남은 난소로 정상적인 배란이 가능하다. 그러나 종양에 따라서는 좌우 동시에 발생하기도 하는데 이 경우 양쪽 난소를 모두 적출해야 한다. 이때는 배란이 정지되어 임신이 불가능해진다.

난소는 여성호르몬을 분비하는 기관이기도 하므로 난소를 제거하면 갱년기장애나 남성화 현상이 나타날 수 있다. 난소암 위험이 높은 50대 이후 여성의 경우 난소적출술이 효과적일 수 있다. 현재 난소를 보존하고 종양만 제거하는 여러 수술법이 연구되고 있다.

수술방법은 복부를 절개하는 개복수술과 내시경을 삽입하는 복강경수술이 있다. 난소를 살려두느냐 적출하느냐는 종양의 상태나 임신 희망 여부, 나이 등을 고려해 결정한다. 한편 종양이 악성인 경우 난소적출술이 기본이다. 항암제 요법 등 암치료와 병행해 치료를 진행한다.

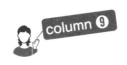

난소암

최근에 급증하는 난소암

난소암은 최근 들어 발병률이 급증하고 있는 암 가운데 하나다. 출산을 경험하지 않은 30~50대 여성에게서 많이 발생한다. 자궁내막암, 유방암과 마찬가지로 에스트로겐의 영향을 받는 에스트로겐 의존성 암으로 알려져 있다.

배란할 때 난소 상피에 상처가 생기는 것이 위험인자로 작용하기 때문에 매월 배란을 반복할 때마다 난소암 리스크가 높아지는 것으로 알려져 있다. 이 때문에 임신, 출산, 경구용 피임약 복용 등으로 배란 휴지 기간이 긴 사람일수록 잘 걸리지 않는 경향이 있다.

식생활이 서구화되고 발육상태가 양호해짐에 따라 여아의 초경 연령이 낮아지면서 발병률이 증가한 것으로 알려져 있다. 경피독에 의한 유해화학물질의 영향이 우려되는 암이기도 하다.

조기 발견이 어려운 '침묵의 암'

난자가 저장되어 있는 난소 내부가 아닌 난소 표층상피에 암세포가 생기는 경우가 90%를 차지한다.

난소는 병소가 생겨도 주변에 그 병소로 인해 압박받는 장기가 없기 때문에 자각증상이 거의 나타나지 않는 '침묵의 장기'다. 마찬가지 이유로 난소암을 침묵의 암(silent cancer)이라고도 한다.

난소는 자궁보다 훨씬 깊은 위치에 있기 때문에 검진으로 병을 발견하기가 어렵다. 덩어리가 만져진다, 하복부 통증이 있다 등의 자각증상이 나타났을 때는 이미 암이 상당히 진행된 경우가 많다.

난소낭종으로 진단받게 되면 만일에 대비해 종양표지와 초음파단층촬영 등으로 종양이 양성인지 악성인지 확인하는 것이 좋다.

조기 발견으로 암이 생긴 난소만 적출하면 남은 난소로도 임신이 가능하다.

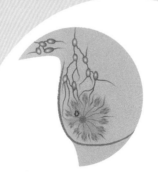

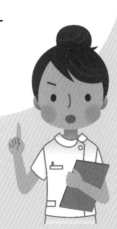

4. 유방암

여성암 중에서
가장 발병률이 높은 유방암

과거 일본은 서구에 비해 유방암 발병률이 낮았다. 그러나 현재 유방암은 여성이 걸리는 암 중에서 발병률이 가장 높은 암이 되었다. 사망률 또한 급상승해서 유방암에 의한 사망자 수는 1950년 1,000명 정도였던 것이 2003년에는 9,800명을 넘었다. 최근 50년 사이에 열 배 가까이 급증한 셈이다.

발병하는 평균 연령은 50세 전후지만 최근에는 20대 초반의 젊은 환자도 늘어나 여성이라면 누구나 걸릴 가능성이 있는 암이다.

일본에서 유방암이 증가한 원인 중의 하나로 식생활의 서구화를 들 수 있다. 고지방식품과 육식을 선호하는 비만한 여성은 유방암에 걸리기 쉽다는 통계 결과가 있다.

유방암에 걸리기 쉬운 사람은 다음과 같다.

① 초경이 빨랐던 여성(만 11세 이전)

② 초산이 늦었던 여성(초산이 만 30세 이상)

③ 출산 경험이 없는 여성

④ 폐경이 늦은 여성(만 55세 이상)

⑤ 비만한 여성(표준체중의 1.5배 이상)

⑥ 어머니 또는 자매 중에 유방암 병력이 있는 여성

⑦ 유선(젖샘) 질환에 걸린 적이 있는 여성

①~④는 에스트로겐의 활발한 분비에 더 오래 노출되었기 때문이다. 이 때문에 유방암을 에스트로겐의 영향을 강하게 받는 에스트로겐 의존증으로 보기도 한다.

유방암이 에스트로겐의 영향을 받는다는 사실로 볼 때 에스트로겐과 유사하게 작용하는 환경호르몬이 유방암 발병과 관련이 있을 가능성을 의심해볼 수 있다. 폴리카보네이트 용기(식품 용기, 수저, 우유병, 휴대폰·컴퓨터 외장재 등)에 함유된 비스페놀A가 유방암을 증식시킨다는 연구결과가 보고되어 유방암을 유발하는 물질로 의심받고 있다.

또한 유방은 지방으로 조직되어 있어 지방에 잘 용해되는 석유 성분의 유해화학물질이 축적되기 쉬운 장기이기도 하다. 유해화학물질 중에는 발암성 물질도 있으므로 유방암 발병에 충분히 영향을 미칠 수 있을 것으로 예상된다.

유방암을 예방하려면 평소 전통식단 중심의 식사를 하고 고칼로리 음식을 과다섭취하지 말아야 하며 호르몬 균형을 회복해 에스트로겐이 과다 분비되지 않도록 해야 한다.

유방암의 증상

유방에는 출산 후 모유가 운반되는 유관이 방사선 형태로 퍼져 있다. 대부분의 유방암은 이 유관에 발생한다. 유방암이 1cm 정도로 커지면 자가 촉진으로도 알 수 있다. 유선증, 유선염 등에서도 멍울이 생길 수 있으므로 멍울이라고 모두 유방암인 것은 아니다. 그러나 멍울은 유방암의 중요한 단서가 된다.

암이 피부 근처까지 도달하면 보조개처럼 함몰되거나 피부가 붉게 붓기도 한다. 유방에 멍울이 없더라도 유방 표면의 피부가 오렌지색으로 붉게 붓거나 통증, 열감이 느껴지면 염증성 유방암일 가능성이 있다.

염증성 유방암에서 나타나는 이와 같은 증상은 암세포가 피부 림프관을 막으면서 일어난다. 림프관은 온몸에 이어져 있기 때문에 그만큼 유방암은 전신으로 전이되기 쉽다.

유방암은 유방 가까이에 있는 림프절, 겨드랑이 밑의 림프절(액와 림프절), 흉골 옆의 림프절(내장림프절), 쇄골 상하의 림프절(쇄골상 림프절, 쇄골하 림프절)로 전이되기 쉬우며 이들 림프절을 '영역림프절'이라 부른다. 영역림프절에 암세포가 전이되어 커지면 림프액 흐름이 막혀서 팔이 붓거나 신경을 압박해 팔이 저리는 등의 증상이 나타나기도 한다.

영역림프절로 전이된 암은 림프액과 함께 다른 장기로 흘러가 전이될 가능성이 높아진다(원격전이). 전이된 장기에 따라 증상이 다양하게 나타난다. 허리, 등, 어깨의 통증이 계속되는 경우는 골전이가 의심된다. 폐로 전이될 경우는 기침, 호흡곤란 등이 나타난다. 간으로 전이되면 증상이 잘 나타나지 않지만, 간이 부으면서 복부 팽만감이 느껴지거나 식욕이 없어지고 통증이나 황달이 나타나기도 한다.

유방암 자체는 암세포를 제거하면 해결되는 암이지만 무서운 것은 다양한 장기로 전이되기 쉽다는 사실이다. 그만큼 조기 발견과 조기 치료가 중요한 암이라 할 수 있다.

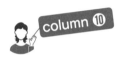

암에 걸리기 쉬운 성격이
따로 있다?

암은 노력형 인간이 잘 걸린다?

말기암 환자를 주로 진찰하는 동료 의사로부터 암은 환자의 성격과 밀접한 관련이 있다는 흥미로운 이야기를 들었다. 일반적으로 성실하고 잘 놀 줄 모르는 사람들 중에 암 환자가 많다는 것이다. 즉 '암은 노력형 인간이 잘 걸린다'고 한다.

암에 잘 걸리는 두 가지 유형

또한 그는 수많은 환자들을 보면서 암에 잘 걸리는 두 가지 유형을 확인했다고 한다.

먼저, 다른 사람의 영향을 쉽게 받고 그로 인해 스트레스를 많이 받는 사람들이다. 이들은 하나의 종교나 신념을 꾸준히 믿는 성실한 성격을 가졌고, 환경을 탓하거나 원망하지 않고 자책하는 경향이 강해 뭐든지 자기 잘못으로 돌리는 경우가 많았다고 한다.

둘째, 어떤 상황에서든 일관되게 '나는 옳고 남이 틀렸다'고 믿는 사람들이다. 이들은 스트레스의 원인을 외부에서 찾는 유형으로, 항상 불만과 원망에 차 있었다고 한다.

일반적으로 암은 사람의 마음가짐과 삶의 방식에 영향을 받는다고 할 수 있다. 그렇다면 거꾸로 마음가짐이나 삶의 방식을 변화시킴으로써 암을 예방하고, 더 나아가 생긴 암까지 고치는 것도 가능하지 않을까?

유방암은 자가검진으로
조기 발견이 가능

유방암은 조기에 발견하면 완치확률이 매우 높은 질병이다. 그리고 많은 암들 중에서 스스로 발견할 수 있는 유일한 암이라고 할 수 있다.

현재 국가에서 국민을 대상으로 정기건강검진을 실시하고 있지만 나이와 횟수에 제한이 있다. 암이 2배 크기로 성장하는 기간을 '더블링 타임'이라고 하는데 유방암의 경우 초기의 더블링 타임은 약 3개월이다. 대략적으로 말하자면 1cm의 암이 2cm이 되는 데 3개월밖에 걸리지 않는다는 것이다. 그만큼 암세포의 성장속도가 빠르다.

그러므로 정기검진만으로 유방암을 조기에 발견하기는 어렵다. 유방암은 2cm까지는 전이될 가능성이 낮으며 이때 발견하면 조기 발견이라고 볼 수 있다. 게다가 2cm 크기면 거의 100% 촉진이 가능하다.

이처럼 유방암은 자가검진이 가능한 질병이다. 그러나 멍울이 없는 유방암도 있고 유관에서 피가 흐를 경우 암일 확률이 50% 정도이므로 이상증세가 나타나면 반드시 검사를 받아야 한다.

30세 이상의 여성(특히 유방암에 걸리기 쉬운 조건을 가진 사람)은 유방암의 자가검진을 습관화하는 것이 좋다. 자가검진은 한 달에 한 번, 유방이 단단해지는 생리 전은 피하고 생리가 시작되고 1주일 후에 실시한다.

① 눈으로 본다(시진)

거울 앞에 서서 유방 모양과 유두 방향 등을 확인한다. 표면에 함몰이나 당김이 없는지, 유두에 색의 변화나 습진은 없는지 등을 체크한다.

유방암이 생기기 쉬운 위치는 유두의 위쪽에서 겨드랑이 밑 부분이다. 그러나 유두 안쪽이나 아래쪽, 쇄골 사이에 생기는 경우도 있으므로 유방 전체를 세밀하게 관찰하는 것이 좋다.

그 다음으로 두 팔을 높이 올려 당김이나 함몰이 있는지 확인한다. 일상생활 중에 이질감을 느끼는 경우도 있으므로 평소에 세심히 살피도록 한다.

② 손으로 만진다(촉진)

누워서 손가락으로 유방 표면을 전체적으로 가볍게 만지면서 멍울이 있는지 여부를 세심히 관찰한다. 유방암의 멍울은 딱딱하며 만져도 통증이 없다. 눈으로 봐서 이상이 감지된 부위가 있다면 그 부

유방암은 자가검진으로 발견할 수 있다!

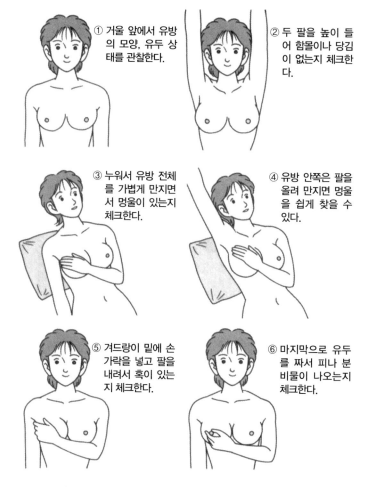

① 거울 앞에서 유방의 모양, 유두 상태를 관찰한다.

② 두 팔을 높이 들어 함몰이나 당김이 없는지 체크한다.

③ 누워서 유방 전체를 가볍게 만지면서 멍울이 있는지 체크한다.

④ 유방 안쪽은 팔을 올려 만지면 멍울을 쉽게 찾을 수 있다.

⑤ 겨드랑이 밑에 손가락을 넣고 팔을 내려서 혹이 있는지 체크한다.

⑥ 마지막으로 유두를 짜서 피나 분비물이 나오는지 체크한다.

위를 세심하게 촉진한다.

유방암 환자들 중에는 자가검진으로 멍울을 발견하고도 진찰 받지 않은 경우가 있다. 상태를 보다가 1년 뒤 암이 커지고 나서 진찰을 받고 좀 더 빨리 병원 진찰을 받지 않은 걸 후회하는 환자들도 있다. 자가검진으로 이상이 발견되면 최대한 빨리 전문의에게 진찰을 받아야 한다.

멍울 여부를 확인하고 나면 겨드랑이 밑에 손가락을 넣고 팔을 내려서 혹이 있는지 체크한다. 마지막으로 유두를 손가락으로 집어 뿌리 부근을 조금 짜본다. 이때 피가 섞인 갈색 분비물이 나오는지 확인한다. 유두에 습진이나 가려움이 있는지도 확인한다.

병의 진행단계에 따른
유방암 검진

유방암 전문병원에서는 병의 진행단계에 따라 다음과 같은 검사를 실시한다.

① 시진 · 촉진

유방 전체를 눈으로 보거나 손으로 만져서 이상이 없는지 그리고 멍울이 만져지는지를 확인한다.

② 유방 촬영술(mammography)

유방 촬영술 검사는 유방을 장치에 끼워 압박해 X-ray 촬영을 하는 것이다. 시진이나 촉진으로 발견할 수 없는 아주 작은 멍울을 찾을 수 있기 때문에 유방암 조기 발견에 필수적인 검사다. X-ray(방사선)에 의한 촬영이므로 임산부는 금기다.

유방암 정기건강검진에서는 유방 촬영술을 실시한다.(우리나라는 국민건강보험에서 만 40세 이상 여성을 대상으로 2년마다 유방촬영 검사를 실시한다.-편집자)

③ 초음파 검사

유방에 초음파를 보내 그 반사파를 화상으로 보는 검사법이다. 방사선을 사용하지 않으므로 임신 중에도 반복해 검사할 수 있다.

④ 세침흡인 세포진단 검사

멍울이 발견될 경우 주사바늘을 찔러 흡인한 세포를 검사하는 방법이다. 이 방법으로 멍울의 양성 또는 악성 여부를 확인한다. 더 정확한 정보를 얻기 위해 굵은 주사바늘을 찔러 멍울 조직을 채취하는 침생검(needle biopsy), 유방 촬영술이나 초음파를 보면서 전문 침을 이용해 검진하는 맘모톰(mammotome)을 실시하는 경우도 있다.

⑤ 절개생검

유방을 절개해 멍울 조직의 일부를 채취해 현미경으로 조사하는 검사다.

⑥ 원격전이 검사

유방암이 발견될 경우 전이되기 쉬운 장기인 폐, 간, 뼈, 림프절 등으로의 전이 여부를 검사해야 한다. 원격전이 여부를 진단하는 데는 X-ray 촬영, CT, 초음파 검사, 동위원소 검사 등이 사용된다.

유방암의
치료

유방암이 발견되면 외과수술에 의한 적출수술이 기본이다. 수술

방법은 암의 성질이나 진행상황에 따라 결정하는데 의료기관에 따라 접근방법에 차이가 있으므로 신뢰할 수 있는 전문의를 찾아서 환자 스스로 납득할 수 있는 치료방법을 찾는 것이 좋다.

유방암은 검사·치료기술이 발달함에 따라 죽음의 위험을 피할 수 있게 되었다. 유방의 절제, 후유증, 약물 부작용에 대해 사전에 숙지하는 것이 많은 도움이 된다.

외과수술

① 멍울절제술

유방의 멍울만 적출하는 수술이다.

② 유방 부분 절제술

멍울을 포함한 유방의 일부분을 제거하는 수술이다.

③ 단순 유방절제술

암이 생긴 쪽의 유방 전체를 절제하는 수술로, 일반적으로 겨드랑이 밑의 림프절 적출은 실시하지 않는 경우를 말한다.

④ 흉근온존 유방절제술

암이 생긴 유방과 겨드랑이 밑의 림프절을 절제하는 수술이다. 현재 가장 일반적으로 실시되고 있는 수술방법이다.

⑤ 흉근합병 유방절제술(Halsted's operation)

유방과 겨드랑이 밑의 림프절뿐만 아니라 유선 아래에 있는 대흉근과 소흉근까지 절제하는 수술이다. 예전에는 이 수술이 일반적이었다.

방사선요법

외과수술의 보조적인 시술로 실시되는 경우가 많다. 수술 전 암 조직을 미리 작게 만들어 암을 절제한 뒤 재발을 예방하는 목적으로 실시된다.

호르몬요법

유방암의 약 70%는 에스트로겐 자극에 의해 유발되는 에스트로겐 의존증으로 알려져 있다. 에스트로겐 의존증 유방암인 경우는 암세포에 에스트로겐 수용체가 있다. 이것이 있느냐 없느냐에 따라 호르몬요법이 유효한지 여부가 결정된다.

호르몬요법은 주로 수술 후 재발을 방지하기 위해 실시된다. 효과가 있을 경우 항암제요법보다 부작용이 적다. 반면 자궁암이나 혈전증, 골다공증의 위험성은 증가하는 것으로 알려져 있다.

항암제요법

수술 후 호르몬제에 의한 치료가 효과가 없다고 판단될 경우 보조적 치료로 항암제요법을 실시한다. 호르몬요법과 병행해 실시하기도 한다.

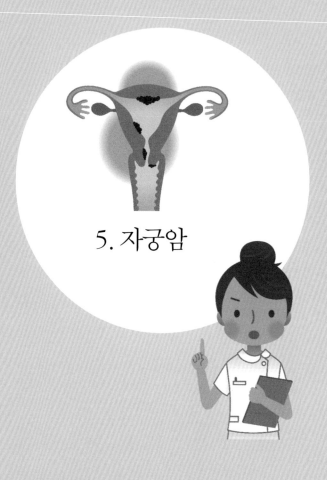

5. 자궁암

자궁암에는
자궁경부암과 자궁내막암이 있다

자궁암은 유방암, 위암 다음으로 여성이 걸리기 쉬운 암이다. 정확하게 말하자면 자궁암은 성질이 다른 두 암을 총칭하는 말로, 자궁 입구에 생기는 자궁경부암과 자궁내부에 생기는 자궁내막암(자궁체부암)을 합쳐 자궁암이라고 한다.

자궁암 중에서도 자궁경부암은 발병률이 높은 암으로 전체 자궁 암의 80% 이상을 차지한다. 그러나 최근 들어서 자궁내막암의 발병 률이 크게 증가해 그 차이가 점차 줄어들고 있는 실정이다. 사망자 수를 보더라도 자궁경부암에 의한 사망자 수는 감소 추세인데 비해 자궁내막암의 사망자 수는 해마다 증가하고 있다.

그 이유로는 자궁암 검진이 보급되면서 일반적으로 실시되는 자 궁경부암 검사 덕분에 조기 발견이 용이해졌다는 점, 여성의 생활양 식에 영향을 받는 자궁내막암의 경우 서구화된 식생활 등으로 발병 위험률이 높아졌다는 점 등을 들 수 있다.

1980년대에 들어 자궁경부암이 성교로 감염되는 HPV(Human Papilloma Virus, 인유두종 바이러스)와 관련이 있다는 사실이 밝혀졌다(칼럼 11 참조).

자궁내막암은 고지방식과 육식을 선호하는 비만 여성이 걸리기 쉽고 에스트로겐의 영향을 강하게 받는 에스트로겐 의존증 암인 것으로 알려져 있다. 즉 자궁내막암은 식생활과 생활습관을 개선하고 호르몬 균형을 회복함으로써 예방할 수 있는 암이다.

이처럼 두 가지 자궁암은 발병 원인이 다르기 때문에 암의 성질, 치료법, 대처법 등도 각각 다르다. 여기서는 에스트로겐 의존증 질환인 자궁내막암을 중심으로 검사법과 치료법에 대해 소개하겠다.

자궁암의 특징

자궁경부암

① 20대부터 폐경 후 여성에 이르기까지 폭넓은 연령층에서 발병한다.

② HPV 감염이 발병 원인 중 하나로 알려져 있다.

③ 젊을 때부터 성관계를 많이 가진 여성, 출산횟수가 많은 여성일수록 발병률이 높다.

④ 부정출혈과 분비물의 양이 증가하고 생리불순 등이 나타난다.

⑤ 일반적으로 자궁암 검진은 자궁경부암 검진을 뜻한다. 따라서 검진에 의한 조기 발견이 가능해졌다.

⑥ 감염증이므로 백신이 효과적이다. 예방백신이 개발되어 있다.

자궁내막암

① 50대의 폐경 전후의 여성에게 많이 발병한다.

② 에스트로겐 과다 분비에 의해 발병하는 에스트로겐 의존증 질환으로 알려져 있다.

③ 고지방식과 육식을 선호하는 비만 여성에게 발병률이 높다.

④ 출산 경험이 없는 여성, 출산횟수가 적은 여성에게 많이 발병한다.

⑤ 자각증상이 거의 없다. 계속되는 부정출혈과 하복부 통증이 있을 수 있다.

⑥ 일반 자궁암 검진에서 자궁내막암 검진은 실시되지 않는다.

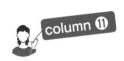

자궁경부암의
원인이 되는 HPV

자궁경부암은 바이러스 감염으로 발병

자궁경부암의 발병은 최근 20년간의 연구를 통해 감염증과 연관이 있는 것으로 밝혀졌다.

자궁경부암의 99% 이상 그리고 암 전 단계 병변의 대부분은 HPV(Human Papilloma Virus)라는 바이러스의 감염과 깊은 연관이 있다.

젊어서부터 많은 성관계를 가진 여성, 임신과 출산횟수가 잦은 여성일수록 자궁경부암에 걸릴 확률이 높다는 조사결과가 나왔다.

HPV에는 100가지 종류 이상의 바이러스 형이 있다. 이들은 암 형성과 깊은 관련이 있는 고위험군과 그렇지 않은 군으로 분류된다. 예를 들어 HPV16, HPV18은 자궁경부암 위험이 높고 바이러스에 지속적으로 감염될 경우 암이 생긴다.

그러나 HPV6나 HPV11 등은 리스크가 낮은 바이러스로 곤지름(condyloma)이나 이형성은 일으키지만 암으로 진행되는 경우는 드물다.

암 발생을 예측하는 검진도 가능

HPV 감염의 대부분은 일과성으로 5~15개월이면 자연 치유되는 경우가 대부분이다. 그러나 몸의 면역기능이 저하된 경우에는 자궁경부암으로 진행할 위험이 있다.

따라서 자궁경부암은 감염증의 한 종류라는 사실을 인식하는 것이 중요하다. HPV 바이러스는 성관계로 감염된다. 따라서 성관계를 갖기 시작하는 10대 후반에서 20대의 첫 경험 후 몇 년 이내에 자궁경부 상피에 바이러스가 감염되는 것으로 추정된다.

그런데 일본의 경우 성관계로 자궁경부암에 걸린다는 인식이 없기 때문에 20대에 검진을 받는 경우는 매우 드물다. 참고로 서구에서는 자궁경부암 검진을 20대부터 실시하고 있다.(우리나라도 국민건강보험에서 만 20세 이상 여성을 대상으로 2년마다 자궁경부암 검사를 실시한다.-편집자)

최근 일본에서 자궁암 검진 시 세포진단 검사뿐만 아니라 HPV 바이러스 형을 분석해 암 발생을 예측하는 HPV DNA 테스트(Hybrid Capture 요법)를 병행하는 의료기관이 늘어났다. 아직 보험이 적용되지 않지만 예후를 예측하는 데 유용한 검진이라고 할 수 있다.

자궁암 정기검진은
주로 자궁경부암 검진

자궁경부암, 자궁내막암은 모두 조기에 발견할 경우 90% 가까이 완치(재발 없이 5년 이상 생존)가 가능하다는 조사결과가 있을 정도로 치료가 쉬운 암으로 알려져 있다. 그러나 초기 단계에서는 자각증상이 거의 없으므로 정기검진에 의한 조기 발견이 매우 중요하다.

자궁경부암 검진

일본 국가 차원에서 실시하고 있는 자궁암 검진은 자궁경부암을 발견하기 위한 검진으로, 세포진단 검사법으로 실시된다. 세포진단은 처음에 질 안으로 손을 넣어 자궁의 형상이나 크기 변화를 조사하는 촉진을 실시한다. 그리고 면봉이나 브러시, 작은 나무 스틱 등을 이용해 자궁경부의 외측과 질 세포를 문질러 채취하고, 채취한 세포를 현미경으로 조사해 암세포가 있는지 진단한다.

자궁내막암 검진

자궁내막암은 자궁 내측에 발생하므로 자궁경부암 세포진단 검사로는 발견할 수 없다. 최근에 자궁내막암이 급격히 증가하고 있다.

폐경 전후의 여성이나 가족, 친지들 중에 자궁내막암을 앓은 사람이 있거나 다른 암을 앓은 경험이 있는 여성은 의심증상이 나타나면 자궁경부암 검사와 함께 자궁내막암 검진을 신청하는 것이 좋다.

자궁내막암 검진도 세포진단 검사로 실시된다. 세포진단에서 이상소견이 나타날 경우 정밀검사로 자궁경관을 확장시켜 자궁 안쪽에 있는 세포를 채취해 병리검사를 실시한다. 채취한 자궁 내 세포는 현미경으로 진단한다.

자궁내막암 세포진단은 개인에 따라 통증을 느끼거나 며칠간 출혈하는 경우도 있는데 검사에 따른 증상이므로 크게 걱정할 필요는 없다.

자궁경부암과 자궁내막암의 발생 부위

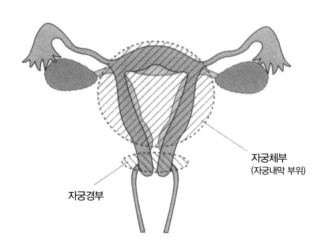

자궁체부
(자궁내막 부위)

자궁경부

자궁암의
치료

외과수술

자궁암이 확인되면 암세포가 퍼진 정도나 전신 증상에 따라 치료 방법이 결정된다. 자궁경부암을 아주 초기에 발견한 경우 레이저 치료나 고주파 치료 등으로 수술 없이 암세포만 절제하는 것이 가능하다. 그러나 일반적으로 자궁경부암이나 자궁내막암 모두 암세포가 퍼진 부위를 전체적으로 적출하는 외과수술이 기본이 된다.

① 단순 자궁 앞 적출술

개복수술로 자궁, 난소, 난관을 적출하는 수술이다.

② 광범성 자궁 앞 적출술

자궁, 난관, 난소, 질과 자궁 주위의 조직, 림프절 등을 광범위하게 절제한다.

◎ 수술에 따른 후유증

수술로 난소를 적출할 경우 갱년기장애와 유사한 증상이 나타날 수 있다. 수술 범위가 클수록 후유증이 생길 위험성이 높아진다. 배뇨, 배변에 장애가 생길 수 있으며 수술 후 재활치료를 실시한다.

방사선요법

방사선요법은 환자의 증상과 암의 진행 정도가 수술이 불가능한 경우 또는 외과수술을 원하지 않는 경우에 단독으로 실시하기도 한다. 그러나 외과수술과 병행해 실시하는 경우가 대부분이다.

호르몬요법

자궁내막암은 에스트로겐 분비와 깊은 관계가 있으므로 호르몬요법이 효과적이다. 주로 암의 축소와 재발을 방지하기 위해 프로게스테론 작용을 가진 경구약이 이용된다. 아주 초기의 자궁내막암으로 암 조직만 적출해 자궁을 살리는 경우가 있는데 이때 호르몬요법이 병행된다. 또한 재발 위험성이 크거나 항암제가 몸에 맞지 않는 경우 등에 보조적인 치료법으로 호르몬치료가 실시된다.

항암제 요법

외과수술과 방사선요법의 보조적인 치료로 실시된다.

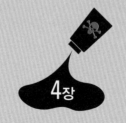

4장

엄마로부터 태아에게
대물림되는 경피독

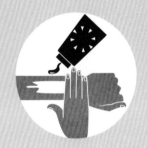

엄마로부터 대물림되는
유해화학물질

여성질환은 조기 발견과 조기 치료가 최우선이다. 그리고 발병 요인이 되는 생활환경을 개선하면 어느 정도 여성질환을 예방할 수 있다. 그러나 염두에 두어야 할 점은 여성질환이 어른이 되기 훨씬 이전부터 대처가 필요한 질병이라는 것이다.

여성질환과 여성이 걸리는 암은 엄마 뱃속에 있던 태아시기에 그 요인이 되는 화학물질의 영향을 받으면서 생길 수 있다. 즉 임신 중이거나 그 이전에 모체에 축적된 화학물질이 유해작용을 일으켜 태아에게 영향을 줄 수 있는 것이다.

임신 중에 X-ray 촬영을 하거나 약을 복용하는 것이 뱃속 아기에게 좋지 않다는 것은 이미 널리 알려진 사실이다. 태아는 화학물질의 영향에 매우 민감하다. 임신 중에 모체에 들어간 유해화학물질이나 임신 전에 이미 체내에 축적되어 있던 화학물질이 뱃속 아기에게 흡수되면 태아에게 다양한 영향을 미칠 수 있다.

뱅골원숭이의 자궁내막증 실험에서는 다이옥신을 직접 투여 받은 원숭이보다 태아시기에 모체가 다이옥신을 투여 받은 원숭이에게서 자궁내막증이 더 많이 발병되었다는 조사결과가 보고되었다. 또한 최근 여자 아이들에게 나타나는 조발월경은 이른 시기에 에스트로겐이 분비됨에 따라 발생하는 것으로 알려져 있는데, 그 원인이 태아기에 호르몬 이상을 일으키기 때문인 것으로 알려져 있다.

요즘 아이들은 50년 전의 아이들보다 선천적으로 많은 화학물질을 체내에 축적한 채로 태어난다. 이것이 여성질환과 여러 장애들을 유발하는 요인이라 간주된다. 출산을 앞두고 있거나 임신을 희망하는 여성은 자신과 미래에 태어날 아기를 위해 주변에 있는 유해화학물질의 영향이 최소화되도록 노력해야 한다.

뱃속 아기에게 장애를 초래한 공해문제

모체와 태아 사이에는 태반이 있다. 태반은 혈액을 매개로 하지 않고 모체와 태아 간에 직접 물질교환이 이루어지게 하는 역할을 하며 태아 발육에 반드시 필요한 조직이다. 또한 모체로부터의 영양 공급,

쌓인 가스 교환, 노폐물 배설, 유해화학물질 대사, 호르몬 분비, 면역 기능 등 매우 다양한 기능을 한다.

20세기 중반까지 태반에 관한 일종의 '신화'가 진실처럼 받아들여져 왔다. 즉 태반에는 장벽기능이 있어 화학물질로부터 태아를 보호한다는 믿음이다.

단 예외적으로 임신 중 모체가 바이러스성 감기에 걸릴 경우에는 태어날 아기의 귀나 심장에 선천성 장애가 초래될 수 있다는 사실이 알려져 있었다. 바이러스는 세균보다 크기가 작아 세포 안으로 들어갈 수 있기 때문에 모체 세포에서 태아 세포로 바이러스가 이동해 면역기능이 없는 태아에게 커다란 영향을 줄 수 있다는 것이다. 이는 바이러스의 특성에 따른 예외적인 경우이며 일반적으로 태아는 태반에 의해 외부 물질로부터 보호된다는 설이 오랫동안 받아들여져 왔다.

그런데 1950년대에 일어난 미나마타병에 의해 태반에 관한 신화가 깨지고 말았다. 미나마타병은 메틸수은에 오염된 생선을 섭취한 사람들에게서 뇌장애, 신경장애가 생긴 '공해병'이다. 공해병이란 말 그대로 환경오염과 공해가 원인이 되어 발생한 질병으로, 공장폐수나 농약 등에 의한 토지 및 수질오염, 매연과 배기가스, 유독가스에 의한 대기오염이 원인이 되어 병이 발생하는 것을 말한다. 당시 임신 중에 오염된 생선을 먹은 모체에서 태어난 아기에게도 선천적인 뇌장애와 신경장애가 나타났다.

그때까지 중금속인 메틸수은은 태아에게 영향을 미치지 않는다는 것이 일반적인 견해였다. 그런데 메틸수은을 직접 섭취하지 않은 아기가 메틸수은에 오염된 생선을 섭취한 엄마를 통해 영향을 받은 것이다. 이 사건을 계기로 태반을 통과하는 화학물질이 존재한다는 사실이 밝혀졌다.

그 후 1960년대에 탈리도마이드 사건이 터지면서 태반을 통과한 화학물질이 모체보다 태아에게 훨씬 더 심각한 영향을 줄 수 있다는 사실이 드러났다.

부작용이 없고 안전한 수면제로 널리 판매되었던 탈리도마이드를 임신 중에 복용했던 여성이 출산한 아이에게서 선천적인 수족기형이 관찰되었다. 모체에는 안전한 탈리도마이드가 태아에게는 중대한 영향을 미친 것이다.

모체에 들어간 화학물질이 태반을 통과할 뿐만 아니라 모체보다 태아에게 훨씬 많은 영향을 미친다는 사실이 이 사건으로 증명되었고 의학계뿐만 아니라 사회 전반에 큰 경각심을 불러일으켰다.

유산방지약 DES로 드러난
호르몬 활동의 교란

1970년대에 밝혀진 유산방지약 DES(디에틸스틸베스트롤)의 부작용은 화학합성으로 제조된 합성호르몬이 태아의 호르몬 활동까지도 교란시킬 수 있다는 것을 증명해주었다.

DES는 여성호르몬의 일종인 에스트로겐과 유사한 작용을 하는 호르몬제다. 분비된 에스트로겐은 에스트로겐 수용체에 결합해 작용한다. 태아는 성별에 관계없이 모두 에스트로겐 수용체를 가지고 있다. DES는 태아의 에스트로겐 수용체에 결합해 본래의 성호르몬 활동을 방해하는 것으로 알려졌다.

DES 사건 이후에 자연과 일상용품들에도 에스트로겐과 유사한 작용을 하는 화학물질이 존재한다는 사실이 밝혀졌다. 이것이 이른바 환경호르몬이다. 환경호르몬이 모체에 축적되어 있으면 태반의 호르몬 분비 기능에 이상이 일어나거나 태아 몸속으로 들어가 태아 본래의 호르몬 활동을 교란시키는 것으로 의심되었다. 실제로 양수, 태반, 탯줄에서 다이옥신과 비스페놀A 등의 환경호르몬이 다량으로 검출되었다.

대기오염과 식품오염, 경피독 등을 통해 조금씩 인체로 흡수된 환경호르몬은 체내의 여러 곳에 축적된다. 사람에 따라 검출량에 차이는 있으나 환경호르몬이 다량으로 축적된 모체에서 태어난 아기는 여성질환과 생식이상의 원인을 선천적으로 가지고 태어나는 것으로 추측된다.

한편 이 설을 부정하는 학자들도 있다. DES는 매우 강력한 호르몬이기 때문에 태어난 아기에게 생식이상을 초래했지만 환경 속에 있는 환경호르몬은 농도가 극히 낮아서 태아에게 영향을 미칠 수 없다는 것이다.

그러나 환경호르몬의 작용은 아직 규명되지 않은 부분이 많다. 극히 미량이라도 영향을 미칠 가능성이 있고 그 결과는 치명적이기 때문에 100% 안전하다고 말할 수 없다는 것이 필자의 생각이다.

호르몬 분비가 멈춰도
원래 상태로 돌아가지 않는 반응

아기는 뱃속에 있을 때와 태어난 직후, 호르몬에 대해 독특한 반응을 나타낸다.

어른의 경우 호르몬이 분비되면 호르몬이 수용체에 결합하면서 대상 조직에 작용한다. 만약 호르몬이 분비되지 않으면 조직은 원래 상태로 돌아온다. 이처럼 조직이 원래 상태로 돌아오는 반응을 가역적 반응이라고 한다. 호르몬은 필요시 분비되고 그 작용이 끝나면 분비를 멈춘다. 이렇게 우리 몸은 호르몬 분비 조절에 의해 안정을 유지한다.

그런데 아기의 경우 호르몬과 수용체가 한번 결합되면 호르몬 분비가 멈추어도 조직이 원래 상태로 돌아오지 않는 경우가 있다. 이처럼 원래 상태로 돌아오지 않는 반응을 비가역적 반응이라고 한다. 따라서 호르몬 분비에 미세한 오차만 생겨도 아기에게는 다양한 장애가 생길 수 있다.

예를 들어 태반에서 분비되는 호르몬이 모체의 호르몬 불균형으로 과다하게 분비된다거나 분비되어야 할 시기에 조금이라도 변화가 생기면 본래의 호르몬 기능에 영향을 미칠 수 있다. 만약 환경호르몬이 태반을 통과해 태아에 직접 흡수되면 똑같은 상황이 발생할 것으로 우려된다.

그러므로 영향이 없을 것 같은 미량의 환경호르몬이라도 아기에게는 매우 큰 영향을 미칠 수 있다.

임신 3~4개월에
태아의 성별이 완성

뱃속에 있는 아기는 왕성하게 세포분열을 반복하면서 신체의 각 기관을 형성해나간다. 임신 6~12주에는 생식기가 완성된다. 10~18주에는 뇌기능이 만들어진다. 그리고 이 시기에 남녀의 성이 완성되는데 가장 중요한 성 분화가 이루어진다.

XY 유전자를 가지고 있는 남아의 경우 태반에서 테스토스테론이라는 남성호르몬이 분비된다. 테스토스테론이 분비되면 성기의 원형인 생식샘 원기로부터 고환(정소)이 만들어진다. 한편 XX 유전자를 가진 여아의 경우 테스토스테론은 분비되지 않고 난소가 만들어진다.

고환과 난소가 완성되면, 고환에서 남성호르몬인 안드로겐이, 난소에서 여성호르몬인 에스트로겐이 분비되어 남녀의 고유한 성이 만들어진다. 이처럼 첫 단계에서 분비되는 테스토스테론이 남녀의 성을 구분하는 스위치 역할을 한다.

임신 초기의 6~18주(3~4개월)는 남녀의 성이 완성되는 매우 중요한 시기다. 성 분화는 몇몇 호르몬의 작용에 따라 매우 복잡하면서도 섬세한 과정을 통해 이루어진다. 이때 원래의 호르몬이 아닌 다른 호르몬의 영향을 받게 되면 비가역적 반응이 일어나면서 성 분화에 이상이 생길 가능성이 있다.

DES의 부작용으로 발생한 아기의 생식이상은 성 분화 시기에 합성에스트로겐인 DES가 생식기 형성에 치명적인 손상을 일으키면서 나타난 결과였다.

이처럼 임신 3~4개월은 태아가 화학물질의 영향을 절대 받아서는 안 될 매우 중요한 시기다.

태아는 화학물질에 대한 방어기능이 없다

환경호르몬으로 의심되는 화학물질들이 에스트로겐과 유사한 작용만 하는 것은 아니다. 다이옥신은 에스트로겐의 작용을 방해하는 항에스트로겐 작용을 하는 것으로 알려져 있다. 환경호르몬 중에는 남성호르몬인 안드로겐 작용을 하는 것도 있다.

그리고 우리 주변에 있는 화학물질 중에는 환경호르몬은 아니지만 장기장애, 뇌장애, 알레르기 및 염색체 이상을 일으키는 여러 유해화학물질들이 있다. 모체에 축적되는 유해화학물질은 비단 환경호르몬뿐만이 아니다.

태아는 성 분화 시기가 지나도 계속 화학물질의 영향에 민감한 상태에 놓여 있다. 우리 주변에 있는 석유화학물질은 분자가 작아 태반을 통과할 가능성이 있으므로 태아에게는 매우 위험한 물질이라 할 수 있다.

어른은 외부에서 침입하는 유해화학물질에 대해 몇 가지 방어기능을 가지고 있다. 경구를 통해 들어오는 물질은 간에서 독성이 분해되고 대사된다. 피부에는 각질층으로 구성된 피부장벽이 있어 아무리 유해한 물질과 접촉하더라도 체내로 들어오지 못하게 막는 장치가 있다. 그러나 태아와 신생아는 간의 대사기능과 피부장벽기능이 모두 미숙한 상태다.

또한 어른의 뇌에는 혈액과 뇌 사이에 혈액뇌관문이라는 생체막으로 구성된 관문이 있다. 혈액뇌관문은 뇌에 나쁜 영향을 미치는 화학물질을 선택해 혈액에서 뇌로 쉽게 이행되지 못하게 만드는 시스템이다. 이에 따라 외부에서 뇌로 침입하는 유해화학물질의 영향을 최소한으로 억제한다.

그러나 생후 6개월까지의 아기는 혈액뇌관문이 아직 완성되지 않은 상태다. 아기의 뇌에 장애가 생기기 쉬운 것은 몸 밖에서 들어오는 이물질이나 유해화학물질이 뇌에 직접적으로 영향을 주기 때문이다.

이처럼 아기는 화학물질에 너무나 무방비 상태로 노출되어 있다. 최근 산부인과에서는 갓 태어난 아기가 화학물질에 일체 노출되지 않도록 '드라이 테크닉'이라 불리는 케어 방법을 도입하고 있다.

이전까지는 태어나자마자 목욕으로 아기의 태반과 혈액을 씻어내는 것이 일반적이었다. 그러나 이렇게 씻어내는 과정을 생략하고 거즈로 닦아내는 케어 방법이 드라이 테크닉이다. 지금은 대부분의 산부인과에서 갓 태어난 신생아에게 목욕을 시키지 않는다. 목욕은 신생아의 체온을 떨어뜨릴 수 있고 몸에 부착된 유익균을 제거해버리기 때문이다. 목욕을 생략하면 아기 모공에 정상균이 빨리 이식되어 피부를 보호하는 효과를 기대할 수 있다.

대물림되는 화학물질
― 세대를 이어가는 독성

임신한 사실을 알게 되는 시기는 대부분 2~3개월이 지난 후다. 이 시기는 한창 성 분화가 이루어지는 시기다. 임신 사실을 알고 나서 금연하거나 약 복용을 중지하는 경우가 많지만 이때는 태아를 화학물질로부터 보호하기에는 이미 늦다.

엄마 뱃속의 난자는 배란일의 약 90일 전부터 배란을 위한 세포분열을 시작한다. 분열 중에 있는 세포는 손상에 매우 민감하다. 외부에서 화학물질이 침입하면 핵에 있는 유전자까지 영향을 받을 수 있다. 즉 염색체 이상이 일어날 가능성이 있다. 아기를 화학물질로부터 보호하려면 적어도 세포분열을 시작하는 시기부터 각별히 조심해야 한다.

난소에서 배란을 대기하고 있는 난자 또한 화학물질의 영향을 받는다. 난자는 아기의 성 분화로 난소가 완성되는 시기에 만들어지기 시작한다. 임신 5~6개월의 태아는 최대 약 700만 개의 난자가, 그 후 점차 개수가 줄어들면서 생리가 시작될 시기에는 20~30만 개의 난자가 난소에 저장된다.

난소에 있는 난자는 배란을 기다리는 동안 세포분열을 일시정지하고 있어 다른 세포들에 비해 불안정한 상태다. 불안정한 난자는 일상생활에서 유해화학물질의 영향을 조금씩 받게 된다. 고령출산에서 염색체 이상이 일어나기 쉬운 이유는 난자가 난소에서 대기하는 시간이 길어 유해화학물질의 영향을 더 오래 받기 때문이다.

DES의 부작용은 DES의 영향을 받은 아이의 아이, 즉 손자에게까지 이어진다는 조사결과가 있다. 그 이유에 대해서는 DES에 노출된 태아기에 이미 염색체 이상이 일어나 유전자에 변이가 생겼다는 설과 강력한 합성호르몬인 DES가 태아 때부터 다량으로 축적되었다가 임신 후 태반을 통해 손자에게까지 전달된다는 설이 있다. 이처럼 독성이 있는 화학물질이 세대를 넘어 대물림되는 것을 계세대(繼世代) 독성이라고 한다.

모체에 축적된 유해화학물질은 임신 중 태아에게 영향을 미칠 뿐만 아니라 그 태아의 난자에까지 영향을 미치는 것으로 추측된다. DES의 사례로도 알 수 있듯이 유해화학물질은 임신 중에 모체에서 태아로 전달되고, 그 아이가 선천적으로 유해화학물질을 체내에 가지고 태어나면서 자칫 손자 세대에까지 이어질 수도 있는 것이다.

남녀노소를 불문하고 유해화학물질은 인체에 매우 유해한 작용을 한다. 특히 출산 가능성이 있는 여성은 아기를 갖기 전부터 유해화학물질이 체내에 축적되지 않도록 노력해야 한다.

먹이사슬에 의한
농축오염

자궁내막증의 원인 물질로 알려진 다이옥신은 쓰레기 소각, 산업

폐기물, 가정폐수 등에 의해 전 세계의 바다, 토양, 대기를 오염시키고 있다. 잔류율이 높은 PCB와 DDT 또한 이미 많은 국가에서 생산이 중지되었음에도 불구하고 지금도 오염이 계속 진행되고 있다. 이들 오염이 무서운 것은 먹이사슬에 의해 오염물질이 농축되기 때문이다.

먹이사슬에 의해 오염물질이 농축되는 현상은 주로 해양생물에서 나타난다. 오염된 플랑크톤을 작은 물고기나 조개류가 먹고 이들을 중간 크기의 물고기가 먹는다. 또한 중간 크기의 물고기는 큰 물고기의 먹이가 되고 최종적으로 큰 물고기를 고래나 돌고래 등의 해양포유류와 인간이 먹는다.

다이옥신, PCB, DDT 등 바다로 유출되는 오염물질은 잘 분해되지 않고 축적되기 쉬운 성질을 가지고 있기 때문에 먹이사슬이 반복되는 과정에서 농축이 진행된다. 오염물질은 먹이가 되는 어패류에서 이를 포식한 어패류로 이행되는 과정에서 축적되고 농축된다.

실제로 큰 물고기와 해양포유류의 체내에서 다양한 오염물질이 검출되고 있다. 오염물질이 배출되지 않는 남극에 서식하는 고래나 바다표범의 몸에서도 다이옥신과 PCB, DDT가 검출되고 있다. 또한 바다표범 고기를 주식으로 하는 이누이트 족의 체내에서도 PCB가 고농도로 검출되었다.

심각한 것은 돌고래, 고래 같은 대형 해양포유류 중에 생식이상으로 개체 수가 급감하고 있는 종이 적지 않다는 것이다.

인간은 농축오염의 최종 단계에 위치한다. 따라서 가장 큰 피해를 입는 대상은 화학물질의 영향에 매우 취약한 태아와 아이들이 된다. 대형 해양포유류의 급격한 개체 수 감소는 인간의 정자 및 난자의 개수 감소와 결코 무관하지 않다.

어패류를 섭취하는 것은 농축된 유해화학물질에 오염될 위험성을 내포하고 있다. 그렇다고 어패류의 섭취를 전면 금지하는 것도 좋은 방법이 아니다. 어패류에만 함유된 중요 영양소가 있기 때문이다. 향후 어떻게 해양오염을 줄여나갈 것인가. 이는 인류가 가장 시급히 해결해야 할 중요한 과제 중 하나다.

모유에 함유되어 있는 다이옥신

대기오염, 수질오염, 토양오염, 식물오염 등 나날이 심각해져가는 환경오염으로 인해 오늘날 인간은 일상생활에서 오염으로부터 자유로울 수 없다. 그러나 화학물질에 저항력이 전혀 없는 태아와 아이들

만큼은 이와 같은 오염으로부터 최대한 보호되어야 한다.

오염을 제거하는 데 걸리는 시간은 오염되는 데 걸린 시간과 같거나 또는 그보다 더 길다고 한다. 다이옥신은 쓰레기 소각 등으로 인해 발생하므로 다이옥신을 경감시키는 쓰레기 폐기방법을 연구하는 등 사회 전반이 나서서 환경오염 문제를 해결해야 한다.

다이옥신을 비롯한 환경오염물질이 인체에 미치는 영향 중에서 가장 큰 이슈가 된 것은 모유에서 유해할 정도의 양으로 다이옥신이 검출되었다는 사실이다. 다이옥신은 지방에 축적되기 쉬운 성질을 갖고 있다. 따라서 체내에 흡수될 경우 대부분이 지방으로 구성된 모유에 축적된다. 모유에 함유된 다이옥신의 양이 유해할 수준에 이른다는 사실은 그만큼 다이옥신에 의한 환경오염이 심각하다는 것을 뜻한다. 이 조사결과는 사회에 흥미로운 논의를 불러일으켰다.

약 20년 전 일본에서 '모유에 함유된 다이옥신의 양, 서구의 100~200배 농도에 이르다'라는 뉴스가 신문에 보도되자 사회적으로 큰 이슈가 되었다. 가장 보호받아야 할 아기가 태어나자마자 먹는 첫 음식인 모유에 많은 양의 다이옥신이 함유되어 있었던 것이다. 당시 일본은 서양 국가보다 다이옥신 오염이 심각했기 때문에 더 높은 농도의 다이옥신이 검출된 것으로 보인다.

이 뉴스가 보도되자 아기에게 당장 모유 수유를 중단하고 오염되

지 않은 분유를 먹여야 한다고 주장하는 측과 반대로 모유의 중요성
을 주장하는 측으로 크게 의견이 나뉘었다.

모유냐 분유냐,
그것이 문제로다

모유가 인공 수유(분유)보다 우수한 점은 다음과 같다.

① 초유에는 면역항체가 함유되어 있어서 면역력이 없는 아기를
   질병으로부터 지켜준다.

② 모유에 함유된 양질의 단백질(락토페린 등)은 알레르기 반응을
   일으키지 않는다.

③ 수유하는 동안 엄마와 아기 사이에 매우 중요한 스킨십이 이루
   어지는데, 이는 아기 발달에 매우 중요하다.

④ 모유 수유는 모체의 빠른 산후회복에 도움이 된다.

이와 같은 이유로 모유를 인공 수유로 바꿔야 하는지에 대해 당시
필자도 매우 심각하게 고민했다. 출산 전후의 상황이나 엄마와의 관
계가 아기의 정신적 발달에 매우 큰 영향을 미치기 때문이다

2000년 일본 후생노동성은 모유와 분유를 수유한 유아들에 대한 연구조사결과를 발표했다. 이에 따르면 모유 수유를 한 아기에게서 다이옥신의 영향은 거의 관찰되지 않았으며 1세까지의 발육 또한 정상 범주 안에 있었다. 이 보고에서 후생노동성은 모유와 다이옥신의 문제에 대해 하나의 해답을 제시했다.

"일본의 경우 모유 중에 일정량의 다이옥신 류가 함유되어 있지만 모유 수유의 효과와 안정성 면에서 볼 때 앞으로도 계속 모유 수유를 하는 것을 권장한다."

요약하자면 모유 중에 다이옥신이 함유되어 있지만 모유 수유를 중단할 필요는 없다는 것이었다.

환경오염 문제는 이점과 단점을 잘 살펴서 대처해야 한다. 모유에 함유된 다이옥신이 전혀 해롭지 않다고 단언할 수는 없지만 모유 수유의 이점을 고려한다면 가급적 모유로 키우는 것이 아기에게 좋다고 결론내릴 수 있다.

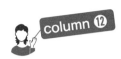

모유와
다이옥신

일본 후생노동성이 보고한 모유와 다이옥신에 대한 연구조사결과는 다음과 같다. 참고하길 바란다.

① 모유 중의 다이옥신 농도는 1973년부터 1999년까지 거의 절반으로 감소했다.

② 모체가 고령일수록 모유 중의 다이옥신 농도가 높다.

③ 폐기물처리장 근처에 거주하는 것과 모유 중의 다이옥신 농도에는 상관관계가 없다.

④ 임신 중 입덧이 심할수록 모유 중의 다이옥신 농도가 높은 것으로 나타났다.

⑤ 첫째로 태어난 아이가 둘째, 셋째보다 다이옥신에 더 오염되어 있다.

⑥ 엄마의 직간접 흡연과 모유 중의 다이옥신 농도에 특징적인 상관관계는 없다.

⑦ 일반적으로 다이옥신은 유제품과 육류를 통한 지방 섭취량, PCB는 어패류를 통한 지방 섭취량과 관련이 있다.

이미 오염의 영향을 받은
현대인

일본의 다이옥신 오염이 40년 전에 최고였던 것처럼 1960~1980년대에 세계 각지에서 수많은 공해문제가 발생했다. 당시 태아였던 아이들은 이미 다음 세대를 출산하는 부모 세대가 되었다. 그러나 지금의 부모 세대에서 정자와 난자 수의 감소, 원인불명의 여성질환 증가라는 문제들이 나타나고 있다.

즉 현대의 성인 세대야말로 민감한 태아기에 유해화학물질의 영향을 받은 피해자들이다. 현대인은 선천적으로 위험요소를 안고 태어났다. 특히 여성질환의 경우 발병의 증가와 저연령화 현상이 뚜렷하게 나타나고 있다. 여성질환의 대부분은 이미 태아기 때 발병 요인의 영향을 받았을 가능성이 있다.

정자와 난자 수의 감소와 더불어 여성질환으로 인한 불임증의 증가는 저출산 문제에 영향을 미치고 있다. 또한 더욱 우려스러운 것은 성인 세대가 안고 있는 유해화학물질의 불안요소가 자식 세대들에게 대물림된다는 계세대 독성의 가능성이다.

현대 어린이들은 선천적으로 유해화학물질이 체내에 축적된 상태로 태어난다. 또한 태어난 이후에도 유해화학물질에 둘러싸인 환경으로부터 자유롭지 못하다. 체내에 오염물질이 축적된 모체에서 유해화학물질의 영향을 받은 아기가 태어나는 악순환이 반복되고 있는 것이다.

환경호르몬은 면역력을 저하시키는 작용을 한다. 선천성 아토피가 있는 아이는 선천적으로 면역기능이 떨어져 있는 것으로 알려져 있다. 이처럼 아토피를 앓는 어린이들이 증가한 것도 여성질환 발병률이 증가한 것과 마찬가지로 유해화학물질이 몇 세대에 걸쳐 축적된 결과라 할 수 있다.

경피독에 의한
태생적 불안요소를 피하려면

현대 여성들은 태생적으로 화학물질 오염의 영향을 받으며 여성질환의 발병 요인을 가지고 태어난다. 이러한 불안요소를 최대한 억제하려면 더 이상 화학물질이 체내로 유입되지 않도록 생활습관을 바꾸는 것이 중요하다. 그러나 세제, 화장품 등의 일상용품과 음식과 대기, 수질오염 등 우리 생활 주변은 온통 유해화학물질의 오염으로 가득 차 있다.

앞서 언급한 먹이사슬에 따른 농축오염으로 다이옥신과 PCB, DDT 등의 환경호르몬이 어패류에서 검출되었다. 그 외에도 환경호르몬으로 의심되는 화학물질과 발암성 물질이 우리 주변에는 무수히 많다.

유해화학물질이 더 이상 체내에 유입되지 않게 하려면 오염이 적고 안전한 음식을 섭취하는 것이 중요하다. 필자는 경피독이 우려되는 일상용품들을 가급적 사용하지 않는 것을 적극 추천한다. 경피독의 우려가 있는 많은 화학물질들이 여전히 일상생활용품으로 무방비하게 사용되고 있기 때문이다.

한편 제약업계에서는 경피흡수형 치료약의 유효성에 주목해 최근에 여러 약제들을 개발하고 있다. 이처럼 경피흡수는 의외로 체내 흡수율이 높다. 게다가 경피독은 체내에 축적되기 쉬운 특징이 있다.

태반이나 탯줄에서 검출되는 다이옥신과 비스페놀A의 흡수 경로는 아직 규명되지 않았다. 그러나 일상에서 사용하는 용품들을 재검토하고 주의를 기울인 결과 실제로 여성질환의 증상이 상당히 호전되었다는 환자들을 필자는 임상에서 수없이 목격해왔다. 일상용품은 우리가 직접 선택할 수 있으므로 화학물질의 영향에 대해 알고 가급적 체내에 들어오지 못하도록 예방하는 것이 중요하다.

아이들은 일상용품이나 음식을 스스로 선택할 수 없으므로 어른들이 유해화학물질로부터 아이들을 보호해야 한다. 아이는 어른에 비해 유해화학물질에 대한 저항력이 현저히 떨어진다. 체중과 화학물질의 흡수량의 비율을 보더라도 어른보다 훨씬 높은 흡수율을 나타낸다.

그러나 깨지지 않는 유아용 식기, 장난감, 샴푸, 치약 등 대부분의 어린이용 제품에 어른용과 차이 없는 성분들이 사용되고 있다. 게다가 영유아용 세제에도 합성계면활성제와 유해화학물질이 사용된다.

아이를 키우는 부모들은 이러한 일상용품들을 다시 한 번 재검토하길 바란다. 아이들을 유해화학물질로부터 지켜내는 것은 우리의 미래를 지켜내는 것과 같기 때문이다.

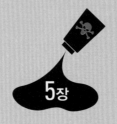

5장

여성질환을 극복하는
생활습관

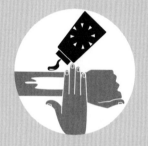

일상생활용품을
재검토

에스트로겐 의존성 여성질환은 생활환경에 존재하는 환경호르몬을 비롯한 유해화학물질의 영향을 매우 크게 받는다. 따라서 여성질환을 예방하려면 생활환경과 식생활을 개선하는 것이 중요하다. 대처방법으로는 일상에서 화학물질이 가능한 한 체내로 들어오지 못하게 막는 것과 체내의 불순물(독소·노폐물)이 잘 배출되도록 하는 것이 있다.

특히 피부를 통해 유해화학물질이 흡수되는 이른바 경피독에 대해서는 다시 한 번 살펴볼 필요가 있다. 일상용품에 의한 경피독이 위험한 이유는 '매일 다양한 제품을 반복적으로 사용'하기 때문이다. 한 번에 경피로 흡수되는 유해화학물질의 양은 극히 미량이지만 우리는 하루 종일 세제와 화장품 등 수많은 일상용품을 만지면서 이를 흡수하기 때문에 결과적으로 매우 심각한 영향을 받을 수 있다.

일상용품의 성분에는 피부장애를 초래할 가능성이 있는 화학물질도 포함되어 있다. 당장에는 촉촉한 피부, 윤기 나는 머릿결 등의 효과가 나타날 수 있으나 장기적으로 피부 건강을 해칠 가능성이 있다. 많은 사람들이 장기간 합성계면활성제가 함유된 세제를 사용하다가 주부습진(손끝이 만성적으로 거칠어지는 피부질환)이나 피부가 건조해지는 부작용으로 고생한다.

유해화학물질이 피부로 침투해 피부장애가 발생하기도 하지만 세제가 필요 이상으로 피지를 제거하면서 피부 보호막인 각질층 세포를 파괴하기도 한다. 그 결과 피부장벽기능이 손상되면서 피부가 유해화학물질의 영향에 더욱 취약해지는 악순환이 일어난다.

피부가 거칠어지면 합성화학물질이 첨가된 보습크림을 바르는 경우가 많다. 그러나 이 크림에도 마찬가지로 피부장애를 일으키는 화학물질이 함유되어 있기 때문에 아무리 발라도 증상이 개선되지 않는 경우가 종종 발생한다.

거칠어진 피부로 고민 중이라면 합성화학물질로 만든 제품의 사용을 중지해보는 것도 좋은 방법이다. 약제를 처방받는 것보다 훨씬 도움이 될 수 있다.

세상에 존재하는 화학물질은 모두 유해성을 가지고 있다. 그러나 건강한 사람이라면 유해화학물질을 조금이나마 대사할 수 있는 능력이 있다. 음식이나 일상용품을 구입할 때 유해화학물질이 가급적 적게 함유된 물건을 고른다면 유해반응이 일어나지 않는 범위 내로 체내 축적량을 줄일 수 있을 것이다. 그러므로 일상에서 가능한 한 유해화학물질이 체내로 들어오지 못하도록 생활습관을 바꾸는 것이 매우 중요하다.

매일 사용하는
합성세제의 유해성

합성계면활성제를 사용한 합성세제는 경피흡수 측면에서 볼 때 유해성이 매우 큰 일상용품이다. 합성계면활성제는 사용 과정에서 부생성물로 다이옥신이 발생하는 것으로 알려져 있으며, 실제로 많은 세제에서 다이옥신이 검출된 바 있다.

세제, 화장품 등의 일상용품에는 성분표가 제품포장에 기재되어 있다. 표6을 참고해 몸에 유해화학물질이 축적되지 않도록 제품과 일상용품을 선택하기 바란다. 합성계면활성제는 다른 유해화학물질의 흡수를 촉진시키는 작용도 하므로 합성세제를 아예 사용하지 않는 것도 좋은 방법이다.

표6 | 일상용품에 들어 있는 유해화학물질

화학물질 성분명	사용되고 있는 제품	주요 용도	주요 유해작용
선형 알킬벤젠술폰산나트륨(Linear Sodium alkyl-benzene sulfonate)	세탁용 세제	세정 효과, 합성계면활성제	주부습진 등의 피부장애
라우릴황산나트륨(Sodium lauryl sulfate)	샴푸, 바디샴푸, 치약	세정 효과, 발포제, 합성계면활성제	모발발육장애, 시력저하, 백내장, 피부장애, 알레르기 유발
알킬에테르황산에스테르나트륨(AES)	주방용 세제, 샴푸, 치약	세정 효과, 합성계면활성제	주부습진 등의 피부장애, 발암성
염화알킬트리메틸암모늄(Alkyltrimethyl ammonium chloride)	린스	대전방지제	신경독성
형광증백제	세탁용 세제	형광증백제	발암성, 환경호르몬 의심 물질
폴리에틸렌글리콜(PEG)	샴푸, 바디샴푸, 화장수, 유액, 구강세정액	습윤제, 보습제, 유화제, 합성계면활성제	간·신기능 장애, 피부장애, 발암성
프로필렌글리콜(PG)	샴푸, 린스, 바디샴푸, 화장수, 유액, 입욕제, 물티슈, 의약품	습윤제, 보습제, 유화제	과민증, 염색체 이상, 용혈성, 피부장애
디에탄올아민(DEA), 트리에탄올아민(TEA)	화장품 전반, 의약품	유화제, 용해보조제	피부장애, 알레르기 유발, 간·신기능 장애, 발암성
디부틸히드록시톨루엔(BHT), 부틸히드록시아니솔(BHA)	샴푸, 린스, 바디샴푸, 화장품 전반	산화방지제	신경독성 피부장애, 과민증, 발암성, BHA는 환경호르몬 의심 물질
파라벤(메틸파라벤, 에틸파라벤 등)	샴푸, 린스, 바디샴푸, 화장품 전반	살균방부제, 보존료	알레르기 유발, 과민증
EDTA	세탁용 세제, 샴푸, 린스, 바디샴푸, 화장품 전반, 물티슈	금속이온봉쇄제(킬레이트제, 보존료)	알레르기 유발, 과민증, 체내에서 Ca이나 Fe와 결합해 신기능 장애
옥시벤젠(벤조페논)	자외선 차단 제품	자외선 흡수제	경피독 강력(치명적), 발암성, 환경호르몬 의심 물질
파라페닐렌디아민(PPD)	모발염색제, 섀치염색	염모제, 아조색소원료	과잉접촉으로 인후 자극, 기관지 천식, 강한 알레르기 반응, 발암성, 환경호르몬 의심 물질
타르색소	샴푸, 린스, 바디샴푸, 화장품 전반, 구강세정액	착색제	알레르기 유발, 과민증, 흑피증, 발암성

(1) 세탁용 세제

세탁용 세제는 직접 피부에 접촉하는 용품이 아니므로 경피독의 우려가 없을 것처럼 생각하기 쉽다. 그러나 세탁한 옷에 세제 향이 남는 것을 보면 알 수 있듯이 실제로는 세제 찌꺼기가 의류에 남아 있다. 또 섬유를 부드럽게 코팅하는 섬유유연제에는 피부독성이 강한 합성계면활성제가 사용된다.

의류에 찌꺼기로 남아 있는 합성세제의 첨가물은 피부로 흡수될 우려가 있다. 알레르기로 피부가 예민해져 있는 상태에서 합성세제로 세탁한 옷을 입으면 알레르기 반응이 일어나기도 한다.

세탁용 세제는 경피독이 적은 비누세제(비누 성분 100%라고 표시되어 있음)를 사용하는 것이 바람직하다. 그러나 피부장벽기능이 아직 미숙한 신생아는 어떠한 화학물질도 안전하다고 할 수 없다. 필자의 병원에서는 신생아에게 사용하는 배냇저고리, 수건 등은 세제를 사용하지 않고 물로만 세탁하고 있다.

(2) 샴푸, 린스, 바디샴푸의 유해성

샴푸·린스와 자궁내막증의 관련성이 사실이라면 그 이유는 두피가 몸의 다른 부위에 비해 경피흡수가 잘 된다는 점, 매일 반복적으로 사용한다는 점, 시판용 샴푸·린스에 강력한 합성계면활성제와 유해성이 의심되는 여러 화학물질이 사용된다는 점 때문일 것이다.

아직 명확한 인과관계가 밝혀진 것은 아니지만 합성계면활성제는 수돗물에 함유된 염소와 반응해 부생성물로 다이옥신을 발생시키는 것으로 알려져 있다. 특히 린스에 사용되는 합성계면활성제는 독성이 매우 강해 샴푸보다 유해하며 수질오염의 원인이 된다는 의견도 있다.

바디샴푸는 샴푸와 거의 동일한 성분으로 만들어진다. 점막과 가까운 성기와 항문은 두피보다 경피흡수율이 훨씬 높기 때문에 바디샴푸의 위험성은 매우 크다. 목욕제품들은 가급적 유해화학물질이 함유되지 않은 제품을 골라서 사용하는 것이 좋다.

(3) 기타 세제류의 유해성

특히 주의해야 할 것은 치약이다. 현재 판매되는 대부분의 치약에는 샴푸에도 쓰이는 라우릴황산나트륨이라는 합성계면활성제가 들어 있다. 입 안은 각질층이 없는 점막으로 되어 있기 때문에 피부장벽기능이 전혀 작동하지 않는다. 여기에 합성계면활성제를 사용하는 것은 위험성이 매우 크다.

특히 어린이용 치약은 어린이가 사용하는 용품임에도 불구하고 어른용과 마찬가지로 라우릴황산나트륨이 함유되어 있으며 유해성이 의심되는 향료와 착색료까지 들어 있다. 아이들이 좋아하는 딸기 맛, 바나나 맛 치약은 어른용보다 훨씬 위험성이 크다.

또한 뛰어난 항균효과로 치약보다 충치 예방효과가 큰 것으로 알려진 구강세정액은 입 안에서 중요한 기능을 하는 구강상주균까지 제거해 오히려 위생상 좋지 않다는 의견도 있다. 또한 착색료, 감미료, 보존료 등 유해성이 의심되는 화학물질이 함유되어 있으므로 결코 안전한 제품이라고 볼 수 없다.

기타 주방용 세제, 가정용 세제, 위생용 세제 등 자극과 유해성이 모두 강한 합성세제들이 우리 생활 속에서 흔하게 사용되고 있다.

이와 같은 제품을 사용할 경우에는 희석해 사용하는 것이 좋다. 또 환경을 오염시키는 강력한 합성계면활성제가 사용되는 경우가 많으므로 제품의 선택 자체를 재검토하는 것이 바람직하다.

주변에 널려 있는 유해한 일상용품

(1) 화장품의 유해성
화장품에는 여러 성분이 잘 섞이도록 만드는 유화제로 합성계면활성제가 사용된다. 합성계면활성제로 피부의 흡수율을 높인 상태에서 착색제, 향료, 보습제, 보존료 등을 발라 함께 흡수시키는 것이다. 그런데 화장품 성분표를 보면 환경호르몬으로 의심되는 화학물질이 배합되어 있는 경우도 많다.

광고에 많이 나오는 '각질을 제거하는', '색조가 오래 가는' 같은 문구가 적힌 화장품은 특히 주의해야 한다. 각질 제거 작용은 각질층을 파괴해 피부장벽을 망가뜨리고, 색조가 오래 유지되기 위해서는 피부에 유해한 착색제가 피부 깊이 침투해야 하기 때문이다.

향수, 매니큐어, 데오드란트, 땀 억제제에는 환경호르몬인 프탈산에스테르가 휘발제로 사용된다. 이 경우 피부로 흡수될 수 있고, 휘발된 프탈산에스테르를 직접 호흡할 위험도 있으므로 사용 시 주의해야 한다.

(2) 파마·염색의 위험성

파마액과 염색약에는 독성이 강한 유해화학물질이 여러 종류 들어 있다. 여기에는 환경호르몬으로 의심되는 물질도 포함되어 있다. 두피는 경피흡수가 일어나기 쉬우므로 매우 위험하다.

특히 주의해야 할 것은 염색약에 사용되는 파라페닐렌디아민이라는 염료로, 강한 알레르기 반응을 일으키는 경우가 있고 드물게는 아나필락시(쇼크)를 일으키기도 한다. 임신 중의 여성은 그 유해성을 고려해 파마나 염색 모두 피해야 한다.

최근에는 파마나 염색약의 유해성을 최소화하도록 사용약제를 엄선하는 미용실도 등장했다. 이러한 미용실을 선택하는 것도 한 방법이다.

(3) 생리용 탐폰 · 종이생리대 · 종이기저귀의 유해성

생리용 탐폰이 자궁내막증의 발병 요인이 된다는 설을 생각해볼 때 생리용품과 종이기저귀는 경피흡수율이 가장 높은 성기와 밀접해 있으므로 경피독의 위험이 매우 큰 일상용품이다.

생리용품과 종이기저귀는 제조할 때 원료인 종이펄프를 표백 · 살균하는 것이 의무화되어 있다. 대개의 경우 염소계 표백제를 사용하므로 소각할 때 다이옥신이 발생한다. 생리용 탐폰과 종이생리대를 사용할 때에도 다이옥신이 발생하는지 여부는 불분명하지만 자궁내막증 발병률과 관련이 있다는 사실은 기억해둘 필요가 있다.

또한 이들 제품의 유해성이 우려되는 다른 이유 중 하나는 생리혈과 소변을 흡수하기 위한 고분자 폴리머가 사용된다는 점이다. 고분자 폴리머는 수분을 흡수해 새지 않도록 응고시키는 물질로, 피부장애를 일으키는 것으로 알려진 유해화학물질이다.

아기의 대변을 닦는 데 자주 사용하는 물티슈에도 유해화학물질이 다수 함유되어 있다. 물티슈에는 보존료, 산화방지제, 습윤제 등의 화학물질들이 들어 있어 오랫동안 썩지 않고 촉촉한 상태로 보관할 수 있다. 화학물질에 저항력이 없는 아기에게 이런 제품을 사용하는 것이 과연 바람직한가에 대해 진지하게 고민해볼 필요가 있다.

(4) 농약 · 살충제는 유해성이 매우 높다

레이첼 카슨은 《침묵의 봄》에서 농약과 살충제의 유해성과 심각성에 대해 설명했다. 본래 곤충과 작은 동물을 살해할 목적으로 만들어진 화학약품에 독성이 없을 수 없다. 농약과 살충제는 대부분 같은 성분으로 제조되므로 가정용 살충제에도 농업용과 똑같이 독성이 강한 유해화학물질이 다량 함유되어 있다.

살충제 스프레이, 모기매트, 훈증형 방충제, 방충시트, 벌레기피제 스프레이 등 모든 살충제는 매우 위험한 유해화학물질로 만들어진다.

유해성이 적은 세제와 화장품을
고르는 방법

일상용품에 사용되는 합성계면활성제는 종류가 매우 다양하다. 그런데 분자구조가 매우 유사하더라도 명칭은 다르게 표시된다. 예를 들어 샴푸의 성분 표시를 보면 유효성분과 더불어 몇 가지 합성계면활성제가 기재되어 있으나 어느 것이 유효성분이고 어느 것이 합성계면활성제인지 일반인이 구별하기란 매우 어렵다.

'비누성분', '무첨가', '무향료', '무착색'이라는 문구가 있는 제품들은 비교적 안전하다고 할 수 있다. 그러나 '무첨가'라고 쓰여 있더라도 합성계면활성제와 합성화학물질이 전혀 포함되지 않았다고는 할 수 없다. 제품의 유통과정에서 변질과 부패되는 것을 방지하기 위해 보존료와 품질안정제가 어쩔 수 없이 사용되기 때문이다. 어디까지나 '비교적 안전함'의 기준으로만 참고하기 바란다.

반면 '피부 친화적', '저자극성', '약산성' 등의 표시는 별로 믿을 만하지 않다. 알레르기 반응이나 자극이 적다고 알려진 화학물질을 소량만 배합해 제조했다는 뜻일 뿐 합성계면활성제와 합성화학물질이 주원료인 경우가 많다.

최근에는 천연물질을 주원료로 사용해서 만든 제품이나 안전성이 확인된 성분을 사용한 세제 및 화장품이 판매되고 있다. 이들 제품은 합성계면활성제나 합성화학물질이 주원료인 제품보다 안전성이 훨씬 높다. 그러나 천연물질이 농약으로 오염되거나 가공단계에서 여러 유해화학물질이 사용되는 경우도 있으므로 주의가 필요하다.

'천연', '자연' 등의 표시가 있더라도 극히 소량의 천연성분을 유효성분으로 배합했을 뿐 실제 주원료는 합성계면활성제나 합성화학물질인 제품도 있다.

개인에 따라서는 천연성분에도 알레르기 반응을 일으키는 경우가 있다. 시중에 판매되는 제품 중에서 100% 안전한 것은 없다. 그런데 건강한 사람은 통증이나 자극을 거의 느끼지 못하므로 세제나 화장품의 형태로 유해한 화학물질이 체내로 들어오는 것을 의식하지 못한다. 경피독이 무서운 이유는 바로 이 때문이다.

여성질환 발병과의 관련성을 생각해볼 때 환경호르몬으로 의심되는 화학물질이나 합성계면활성제가 함유되지 않은 제품을 주의 깊게 선별하여 사용하는 것이 좋다. 믿을 만한 제조업체를 찾아두는 것도 좋은 방법이다.

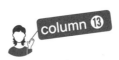

일상용품을
선택하는 방법

① 라벨의 성분 표시를 보고 유해화학물질이 들어 있는지 조사하는 습관을 들인다.

② 합성계면활성제가 들어 있는 제품은 피한다.

③ 세제는 성분 표시에 '비누를 베이스로 함', '순비누 성분'이라고 쓰여진 제품을 고른다.

④ 가급적 '무첨가', '무향료', '무착색' 제품을 선택한다.

⑤ 주원료로 천연성분이 사용된 제품을 선택한다.

⑥ '촉촉한', '산뜻한', '세정력이 뛰어난' 등의 사용감을 표현한 말에 무게를 두지 않는다.

⑦ '피부 친화적', '저자극성' 등의 단어에 현혹되지 않는다.

⑧ 피부에 자극이 느껴지거나 피부 트러블이 생기면 즉시 사용을 중지한다.

⑨ 믿을 만한 제조업체를 선정해둔다.

실천 가능한 범위 내에서
생활방식을 바꾼다

시중에 판매되는 세제와 화장품은 내 피부에 맞지 않아, 조금이라도 위험성이 있다면 피하고 싶어⋯⋯. 이럴 경우에는 계면활성제가 전혀 안 들어간 천연원료로 만든 대체용품을 사용하거나 피부에 맞는 화장품을 직접 만들어 사용하면 된다.

세제나 화장품이 아닌 일상용품 중에서도 경피독이 우려되는 제품 대신 대체용품을 사용할 수 있다. 여성질환과 특히 관련성이 큰 생리대는 천으로 만들어진 제품이 판매되고 있다. 종이기저귀 또한 천기저귀로 바꿔 쓰는 엄마들이 늘고 있다.

유아에게 사용할 경우 강한 경피독성으로 뇌장애를 초래하는 것으로 알려진 벌레기피제 스프레이는 해충이 싫어하는 허브에센스로 대체하면 된다.

화학물질을 어느 범위까지 배제할 것인지는 생활방식과 관련된 문제다. 유해성이 적다고 알려진 일상용품을 고가로 구입하는 것은 가정경제에 부담이 될 수도 있고, 대체용품과 핸드메이드 제품을 선택해 사용하는 일은 많은 수고와 시간이 든다. 따라서 각자의 상황과 필요에 따라 잘 판단하여 실천하면 된다.

현대 사회에서 유해화학물질의 오염으로부터 완전히 벗어나는 것은 거의 불가능에 가깝다. 임신 중이거나 화학물질 과민증일 경우는 더욱 조심해야 하겠지만 일상생활에 지장이 생길 만큼 화학물질을 배제하는 것은 오히려 스트레스를 가중시킬 수 있다. 어디까지나 자신에게 맞는 방식을 선택하는 것이 중요하다.

피부 면역력을 높이려면
장이 건강해야 한다

유해화학물질로 인해 여성질환에 걸리는 것을 피하기 위해서는 경피독이 체내에 들어오지 못하게 하는 생활습관을 유지하는 것이 중요하다. 그러나 이 경우 건강한 피부가 전제되어야 한다. 피부에 상처나 질환이 있으면 화학물질의 피부 흡수율이 크게 증가한다. 특히 알레르기나 아토피가 있는 사람은 피부를 통해 화학물질의 영향을 쉽게 받는다.

알레르기나 아토피는 면역기능에 이상이 생기면서 발병한다. 따라서 건강한 사람에게는 큰 문제가 되지 않는 자극이나 유해화학물질에도 알레르기나 아토피 환자는 민감하게 반응한다. 그 결과 피부에 습진이 생기고 염증이 일어나면서 화학물질의 흡수율이 더 커지는 악순환이 반복된다. 알레르기나 아토피가 없는 사람이라도 피로가 쌓이거나 건강이 나빠지면 피부의 면역기능이 저하되면서 화학물질이 쉽게 흡수된다.

이에 대한 해결책으로 필자가 주목하는 것은 바로 피부 면역력과 장(소장 · 대장) 면역력이 밀접한 관계가 있다는 이론이다.

장은 인체 내부에 위치하지만 최종적으로는 피부와 연결되어 있는 장기다. 입과 항문 내부는 피부와 같은 장벽기능을 지닌 각질층이 아니라 외부의 이물질 침입이 용이한 점막으로 뒤덮여 있다. 또 표면의 구조는 많이 다르지만 피부는 장과 연결되어 있다.

점막의 대부분은 한 층의 상피세포로 덮여 있는 구조로 되어 있기 때문에 유해화학물질뿐만 아니라 대부분의 병의 원인이 되는 미생물의 침입 경로가 된다. 장의 점막은 400평방미터(121평)에 이르는 표면적을 지니며 인체 점막의 대부분을 차지한다. 그러므로 많은 장애와 질병의 원인이 되는 유해화학물질과 병원체의 침입을 막기 위해 장에서 IgA라는 면역항체가 기능한다.

면역항체에는 다섯 가지 종류의 항체가 있다. 그중에서 초유에 함유되어 있는 IgA는 저항력이 없는 아기를 외부 병원체로부터 보호하는 항체로 작용하는 등 면역기능에서 매우 중요한 위치를 차지한다. 이 IgA는 피부와 점막 등의 표면에 분비되어 다른 면역시스템과 함께 외부 이물질이나 미생물 침입에 대한 저항력을 발휘한다. 그리고 장에서 IgA가 정상적으로 만들어지면 장과 연결된 피부 세포에서도 IgA가 활발하게 기능하게 된다.

IgA는 장에 유산균이 많을 때 왕성하게 만들어진다. 유산균이라고 하면 대개 요구르트를 떠올리지만 장아찌, 된장, 낫또 등의 발효식품에도 많이 함유되어 있다.

또한 테아닌(theanine)이라는 녹차 성분은 장에 있는 면역세포 중 하나인 γδT세포를 활성화시켜 결과적으로 IgA 분비를 증가시킨다. 초유에 함유된 락토페린 성분도 장을 튼튼하게 만든다. 그러므로 발효식품과 테아닌, 락토페린 등의 영양소를 섭취하면 장과 피부의 면역력을 높일 수 있다.

장이 건강하면 피부도 건강해지고 결과적으로 경피독에 대한 저항력이 생긴다. 따라서 장을 건강하게 유지하는 것이 무엇보다 중요하다.

경피독을 이겨내는 몸 만들기
― 식생활의 기본

음식이나 경피독에 의해 유해화학물질이 체내에 흡수되지 않도록 노력하는 것은 여성질환을 예방하고 어린이를 유해화학물질의 악영향으로부터 보호하는 효과적인 수단이다. 그러나 유해화학물질이 만연해 있는 현대 사회에서 유해화학물질을 100% 배제하는 것은 거의 불가능하다.

다이옥신과 비스페놀A 같은 환경호르몬은 오래 전부터 모체의 태반, 탯줄에서 검출되어왔고 수은, 납, 카드뮴 등의 중금속들도 현대인의 모발과 소변에서 검출되고 있다.

체내에 축적된 유해화학물질의 영향을 최소한으로 억제하기 위해 할 수 있는 일은 유해화학물질에 대한 신체 저항력을 키우는 것, 그리고 유해화학물질에 대한 대사능력을 높이는 것이다. 이를 위해서는 식생활이 매우 중요하다.

식생활에서 가장 중요한 것은 균형 잡힌 영양소다. 탄수화물, 지방, 단백질, 비타민, 미네랄을 골고루 섭취하는 것이 바람직하다. 어느 하나를 과잉으로 섭취하거나 어느 하나가 결핍되면 건강한 몸을 만들 수 없다.

비타민을 제대로 섭취하면 몸의 면역기능이 높아지고 유해화학물질에 대한 저항력이 생긴다. 또한 환경호르몬을 비롯한 유해화학물질에는 음이온 성질이 있으므로 양이온 성질인 미네랄을 섭취하면 화학물질이 흡착되어 체외로 배출된다. 즉 대사가 용이해진다.

노폐물 배설을 촉진하는 식이섬유도 유해화학물질을 배출하는 데 중요한 영양소 중 하나다.

비타민과 미네랄은 경피독으로부터 여성의 건강을 지켜내는 중요한 영양소다. 현대인이 경피독의 영향을 심각하게 받게 된 것은, 화학물질이 만연해졌다는 사실보다 저항력과 대사에 필요한 비타민과 미네랄을 제대로 섭취하지 못하는 식생활에서 비롯된 부분이 더 크다고 주장하는 학자들도 있다. 그만큼 음식으로 섭취하는 영양소는 여성 건강에 매우 중요한 역할을 한다.

몸을 따뜻하게 만드는 식사법

우리 몸에 필요한 비타민과 미네랄은 일상에서 먹는 음식을 통해 섭취하는 것이 가장 이상적이다. 이를 위해서는 '백색 식재료'를 가급적 사용하지 않는 것이 좋다. 백색 식재료란 백미, 정제된 밀가루, 정제염, 정제설탕 등 백색으로 가공된 식재료들을 말한다.

백색 식재료는 음식을 미관상 보기 좋게 만들기 때문에 대부분의 요리에 쓰이고 있다. 그러나 영양학적인 측면으로 보면 별로 권장할 만한 재료가 아니다. 이들 식재료는 정제되는 과정에서 중요한 영양소인 비타민과 미네랄이 제거되기 때문이다.

쌀, 밀, 소금, 설탕은 매일 우리의 식사에서 빠질 수 없는 중요한 식재료들이다. 본래 인간은 정제되지 않은 식재료들을 통해 대부분의 비타민과 미네랄을 섭취해왔다. 그러나 현대에 들어서 백색 식재료를 섭취하게 되면서 몸에 필요한 영양소가 부족해지고 그 결과 우리의 건강에도 이상이 발생했다.

한의학에서는 대부분의 여성질환이 나쁜 피가 정체된 어혈 때문에 생기는 것으로 본다. 어혈은 생리통, 생리불순을 일으키고 수족냉증, 어깨 결림, 변비의 원인이 되기도 한다.

어혈을 예방하려면 혈액순환에 좋은 녹황색 채소를 많이 섭취하고, 몸을 따뜻하게 만드는 것이 중요하다. 최근 디저트와 케이크에 많이 사용되는 망고나 파파야 등의 열대과일은 몸을 차게 만든다. 본래 더운 지역에서 재배된 채소와 과일은 그 지역의 기후에 맞게 몸을 차게 만드는 효능이 있다. 이런 식품을 지나치게 많이 섭취하는 것은 여성의 건강에 좋지 않다.

또한 불규칙한 생활패턴과 옷을 얇게 입는 습관도 몸을 차게 만들 수 있다.

음식을 통한 건강법 중 하나로 '매크로바이오틱(macrobiotic)'이 있다. 이는 그 지역에서 나는 식재료를 사용해 최대한 자연 형태 그대로 섭취하는 것으로, 음식을 통해 자연과의 조화를 이루려는 식사법이다.

매크로바이오틱 식사법에서 주식은 전립곡물(whole grain foods, 현미, 전립분 등)로, 반찬은 근채류를 중심으로 한 채소, 콩류, 해조류로 섭취하고 부가적으로 과일, 견과류, 흰 살 생선을 곁들인다. 이러한 식단이 일본인에게 가장 적합한 식단이며 고기, 달걀, 유제품의 섭취는 한 달에 2~3번 정도가 적당하다고 본다.

과거에 일본인은 고기와 유제품을 섭취하지 않았기 때문에 서양인처럼 분해효소를 가진 사람이 많지 않다. 그러므로 이러한 식재료를 많이 섭취하는 것은 권장할 만하지 않다. 아이의 키 성장을 위해 우유를 많이 먹인다거나 다이어트와 건강을 위해 요구르트를 매일 먹거나 고기 위주로 식사하는 것은 결코 바람직하지 않다고 주장하는 학자들도 있다.

필자 역시 예로부터 조상들이 섭취해온 전통 식단이 건강에 가장 좋다고 생각한다. 여성질환 예방과 건강관리를 위해서라도 전통식단을 중심으로 비타민과 미네랄이 풍부한 식사를 매일 하는 것이 바람직하다.

보조제로 몸속 독소를 배출
— 디톡스 요법

사계절 내내 재배되어 판매되는 채소와 건조, 냉동, 레토르트 형태로 가공된 식품에는 그 식재료가 본래 지니고 있는 중요한 영양소들이 대부분 손실되어 있다. 식재료는 제철의 신선한 재료로 섭취하는 것이 맛과 영양소 측면에서 모두 우수하다.

그러나 우리가 매일 섭취하는 음식들은 칼로리는 충분하지만 비타민과 미네랄이 부족하다. 이를 보충하기 위해 보조제를 활용하는 것도 한 방법이다. 여성질환 예방과 대사기능을 높이기 위해 종합비타민제, 종합미네랄제와 같은 보조제를 기본으로 섭취하고 자신에게 부족하다고 생각되는 영양소를 별도로 보충해서 섭취하는 것이 좋다.

유해화학물질을 대사하는 측면에서 보면 종합미네랄은 양이온으로 작용해 유해화학물질의 배설을 촉진시킨다. 풀빅산(fulvic acid)과 고수(coriander)는 중금속 배출을 촉진시키는 이른바 해독작용이 있는 것으로 알려져 있다.

중금속을 비롯한 환경호르몬 등 인체에 좋지 않은 화학물질을 독으로 간주하고 이를 체외로 배출시키는 디톡스(detox) 요법이 최근에 많이 사용되고 있다. 불순물을 배출시키는 경로는 소변, 분변, 땀, 모발 등이 활용된다.

디톡스 요법의 기본은 오염되지 않은 깨끗한 물을 하루 약 2리터씩 섭취하는 것이다. 몸의 조직을 알칼리화하는 것인데, 배설되는 소변의 pH로 따지면 6.5에서 7.5 정도가 바람직하다. 원적외선을 이용해 발한을 유도하는 것은 유해화학물질과 중금속이 배출되는 효과적인 해독방법이다.

미용업계에서는 피부와 모발의 정상적 산성도가 약산성인 pH 5.0인 점을 이용해 깊은 모공에서 노폐물을 배출시키는 두피세정을 실시하기도 한다. 절식·단식도 독소 배출에 효과가 있으며 정기적인 운동, 특히 유산소 운동은 해독효과를 향상시키는 것으로 알려져 있다.

필자가 운영하는 병원에서 지원자들에게 풀빅산이 들어간 보조제를 투여해 소변에서 어느 정도의 중금속이 배출되는지 조사한 적이 있다. 개인차는 있었으나 보조제를 투여한 경우 알루미늄, 카드뮴, 수은 순으로 보조제를 투여하지 않은 경우보다 소변으로 배출되는 양이 많았다.

이때 실시한 검사에서는 중금속의 배출량만 조사했다. 그러나 기타 화학물질, 예를 들어 환경호르몬 등의 화학물질도 적절한 보조제 투여로 어느 정도 배출을 기대할 수 있을 것으로 보인다.

또한 녹차에 함유되어 있는 테아닌은 IgA 항체를 활성화시키는 작용이 있기 때문에 결과적으로 유해화학물질에 대한 면역력을 높일 수 있다.

녹차를 마시면 테아닌을 섭취할 수 있다. 그러나 하루에 약 20잔 정도를 마셔야 그 효과를 기대할 수 있다. 녹차 20잔이면 녹차에 함유된 카페인까지 다량으로 섭취하게 되어 도리어 위와 간에 부담이 될 수 있다. 그러므로 테아닌은 보조제 형태로 섭취하는 것이 바람직하다.

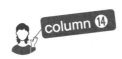

다이옥신
배출 효능이 있는 약제

환경호르몬 중에서도 다이옥신은 몸 밖으로 배출하기 어려운 화학물질로 알려져 있다. 그 이유는 콜레스테롤처럼 대변과 소변으로 배출되기 전에 장 내에 재흡수되어 다시 체내로 이동하는 '장간순환'을 하기 때문이다.

갱년기에 걸리기 쉬운 질환인 고지혈증을 치료하는 약제 중에 콜레스티마이드(cholestimide)라는 약물이 있다. 이 약은 콜레스테롤이 장에서 재흡수되는 것을 억제해 체외로 배출시키는 효능이 있다.

도쿄대학의 쓰쓰미 오사무 교수는 자신의 저서 《환경생식학입문》에서 콜레스티마이드를 복용한 결과 체내의 다이옥신 양이 콜레스테롤 수치와 함께 감소되었다는 조사결과를 보고했다. 또한 약물에 의한 급성중독 치료에 사용하는 약용숯(먹기 편하게 가공된 숯)으로 다이옥신을 체외로 배출시킬 수 있다고 설명했다.

엄마와 아기에게
필요한 영양소

임신 중인 여성은 균형 잡힌 식단으로 영양소를 골고루 섭취하는 것이 중요하다. 특히 임신 중에는 엽산, 철분, 식이섬유 등의 영양소를 평소보다 많이 섭취해야 한다.

엽산은 비타민B군 영양소로 시금치에서 검출되어 엽산이라는 이름이 붙여진 영양소다. 아스파라거스와 브로콜리 등의 녹황색 채소, 소간 등에 다량으로 함유되어 있다. 엽산이 부족할 경우 조혈기능이 저하되어 빈혈이 생기거나 임신 중 입덧이 심해질 수 있다.

엽산 부족으로 가장 우려되는 장애는 이분척추증(태아기형의 일종)이다. 엽산을 보조제로 섭취하면 이 기형을 예방할 수 있다. 그 외에 엽산에는 염색체 손상을 회복하는 기능이 있으므로 임신을 원하는 여성은 엽산을 충분히 섭취하는 것이 매우 중요하다.

임신 3~4개월은 태아의 몸이 형성되는 가장 중요한 시기다. 이 시기에 엽산이 결핍되면 태아에게 중대한 장애가 생길 수 있다.

태아는 난자가 세포분열을 시작하는 시기부터 이미 성장을 시작한다. 그러므로 임신한 사실을 알기 전, 난자가 세포분열을 시작하는 임신 90일 전부터 임신 3~4개월까지 특히 엽산을 충분히 섭취할 필요가 있다. 임신을 원하는 여성은 임신 전이라도 평소 엽산 섭취에 신경을 쓰는 것이 좋다.

임신 중에는 철분이 부족해지기 쉽고 이에 따라 빈혈이 생길 수 있다. 엄마에게 빈혈이 생기면 뱃속 아기에게 산소가 충분히 공급되지 않으므로 발육이 제대로 이루어지지 않는다. 따라서 철분을 평소보다 더 많이 섭취해야 한다.

또한 임신 중에는 호르몬 균형이 변함에 따라 대장 운동이 둔해지면서 변비가 심해질 수 있다. 변비가 생기면 체내 노폐물이 배출되지 않으므로 변비 해소에 도움이 되는 식이섬유를 평소보다 더 많이 섭취하는 것이 좋다.

철분과 식이섬유를 섭취하는 데 가장 효과적인 식품으로 푸룬(서양자두)이 있다. 푸룬은 철분과 식이섬유가 풍부하고 그 밖에 미네랄도 다량 함유하고 있어 음이온 화학물질을 쉽게 배출시킨다.

또한 푸룬은 강력한 항산화작용을 한다. 항산화작용이란 활성산소에 의해 혈액이 산화되는 것을 막는 작용으로, 노화를 방지하고 세포에 활력을 불어넣는 것으로 알려져 있다. 푸룬이 지닌 항산화작용은 임신한 여성뿐만 아니라 모든 여성에게 유익하다. 폐경 후 걸리기쉬운 고지혈증과 당뇨병을 예방하는 효과가 있고 어혈을 풀어주는 작용을 해 자궁내막증이 완화되기도 한다.

푸룬 외에 양파, 코코아, 적포도주에 함유되어 있는 폴리페놀도 강한 항산화작용을 한다.

소나무 껍질에서 추출한 폴리페놀이 함유된 보조제는 항산화작용이 강해 동물실험 결과 몸의 산화를 예방하는 효과가 있는 것으로 밝혀졌다. 이들 영양소에는 출산 시 진통을 경감시키고 모유를 잘 나오게 하는 효과도 있다.

대두식품의 효과
― 여성호르몬 작용을 돕는다

비타민, 미네랄 부족과 함께 최근 섭취량이 줄어들면서 건강에 이상을 초래하는 것으로 추측되는 식재료가 있다. 바로 된장, 두부, 낫토의 원료가 되는 대두다.

대두에는 여성호르몬인 에스트로겐과 유사한 작용을 하는 이소플라본, 그리고 프로게스테론과 유사한 작용을 하는 디오스게닌이라는 물질이 함유되어 있다. 이처럼 어떤 식물에는 여성호르몬과 유사한 작용을 하는 물질이 들어 있는데 참마, 클로버, 파슬리, 샐러리, 펜넬 등이 대표적이다.

클로버의 호르몬작용 물질은 에스트로겐과 유사한 작용을 한다. 실제로 호주에서 클로버를 대량으로 섭취한 양에게 생식이상이 나타난 사건이 발생하기도 했다.

이 사건 때문에 한때 식물성 호르몬이 환경호르몬과 마찬가지로 인류에 해를 미치는 환경호르몬의 일종이라는 의견이 나오기도 했다. 그러나 현재 대두이소플라본은 여성에게 매우 유익한 효능이 있는 식물성 호르몬으로 각광받고 있다.

대두이소플라본의 호르몬작용은 강하지 않다. 에스트로겐 분비가 부족할 경우에는 에스트로겐 수용체에 결합해 부족한 부분을 서서히 보충하고, 에스트로겐이 충분히 분비되고 있을 경우에는 가역적 반응(p.171 참조)에 따라 수용체와 함께 자연분해된다. 이렇게 대두이소플라본은 부작용 없이 호르몬 균형이 깨지는 것을 예방하는 효과가 있다.

반면 환경호르몬이나 합성호르몬 등의 화학물질은 수용체에 한번 결합되면 자연분해되지 않는다. 그리고 에스트로겐이 충분히 작용하더라도 분해되지 않고 그대로 잔류하므로 에스트로겐 과잉상태가 되거나 잘못된 정보를 전달하는 경우가 발생한다. 이 때문에 본래의 호르몬 균형이 깨지는(약제일 경우는 부작용이 생김) 결과로 이어질 수 있다.

대두이소플라본의 여성호르몬 효능 자체는 약한 편이지만 장시간 에스트로겐 수용체에 결합하는 환경호르몬이나 합성호르몬 대신 수용체에 이소플라본이 결합되면 이들 호르몬의 강력한 작용을 상쇄시킬 수 있다. 따라서 호르몬 작용을 하는 유해화학물질의 악영향을 억제하는 효과를 기대할 수 있다.

이처럼 천연 식물성 호르몬은 자연분해되기 때문에 본래의 호르몬 작용을 조절하며 부작용이 크지 않은 것으로 알려져 있다. 따라서 대두식품을 매일 섭취하는 것은 여성 건강에 도움이 된다. 대두이소플라본은 현재 보조제로 시중에 판매되고 있다.

그러나 아무리 대두이소플라본의 호르몬작용이 약하다 하더라도 임신 중인 여성이나 어린이가 보조제로 섭취하는 것은 바람직하지 않다. 태아나 아기는 호르몬 작용이 원래 상태로 되돌아오지 않는 비가역적 반응을 일으키는 경우가 있어 정상적인 호르몬 작용에 영향을 미칠 위험성이 있기 때문이다. 평소 식사를 통해 섭취하는 것은 문제가 없으나 보조제로 필요 이상으로 많이 섭취하는 것은 피해야 한다.

천연 프로게스테론 크림의
호르몬 균형 개선 효과

음식이나 보조제를 통해 섭취하는 것이 아니라, 피부를 통해 천연 식물성 호르몬을 체내에 흡수시키면 여성질환 예방과 개선에 크게 도움이 될 것으로 예상된다. 이 목적으로 개발된 것이 바로 천연 프로게스테론 크림이다.

천연 프로게스테론 크림은 미국의 존 리(John R Lee) 박사에 의해 보급되었다. 이는 갱년기장애의 원인을 에스트로겐 분비량의 저하 때문으로 보던 기존 이론에서 벗어나 프로게스테론 분비량의 저하를 증상 발현의 원인으로 보는 새로운 이론에 따른 것이다.

자연에 존재하는 프로게스테론은 입으로 섭취할 경우 흡수율이 낮고 위장과 간에서 대부분 분해되기 때문에 경구약으로는 효능이 떨어진다. 또한 물에 잘 안 녹기 때문에 피부에 도포해도 거의 흡수되지 않는다.

그런데 최근에 경피흡수가 용이하도록 고안된 크림이 개발되었고 갱년기장애의 여러 증상을 경감시키는 목적으로 사용되기 시작했다.

현재 천연 프로게스테론 크림의 효과에 대한 찬반양론이 뜨겁지만 논문 수가 적어 유효성 여부에 대한 결론은 아직 나오지 않고 있

다. 필자가 개인적으로 실시한 설문조사에서는 여성질환의 몇 가지
증상에 대해 어느 정도 효과가 있는 것으로 밝혀졌다(표7 참조).

설문조사결과는 각 대상의 인원 수가 적기 때문에 참고자료로만
활용하기 바란다. 조사결과, 효과를 본 경우 약효가 상당히 빠르게
나타난 것으로 밝혀졌다.

부작용은 약 7%로 나타났으며, 하복부통(생리통과 유사), 유방 팽만
감, 유즙 분비, 부정출혈, 졸음, 습진 등이었다. 과량으로 도포한 두
명의 경우는 생리불순, 감정기복, 홍조 등을 호소했다.

표7 | 천연 프로게스테론 크림의 설문조사결과

프로게스테론 크림을 사용한 84명에 대한 설문조사 (2003)			
효과	있음	없음	불명
	51	7	26

※ 58명 중 효과가 있다고 느낀 사람은 51명, 86%가 효과가 있다고 응답했다.

어디에 효과가 있었는지, 그리고 효과가 발현되기까지 소요된 기간

[생리통] 평균 2.5개월(최소 2일, 최고 6개월)

[생리불순] 1개월에서 6개월

[자궁내막증에 의한 월경곤란, 과다월경] 3개월로 경감

[월경전긴장증(PMS)] 3개월

[자궁근종] 최소 2개월로 27% 축소, 최고 1년(511g → 368g으로 축소)

[불임증] 최소기간은 사용을 시작한 지 1주기에서 임신

[갱년기장애 · 짜증, 어깨결림, 불면, 피부건조 등을 모두 포함] 평균 1.5개월(최소 7일, 최고 3개월)

갱년기장애의 증상과 위축성 질염을 동반한 요실금, 질 건조감 등은 비교적 쉽게 증상이 완화되었다. 자궁근종의 경우 몇 가지 사례에서 약 30% 정도의 근종 축소, 즉 자궁이 작아진 것을 확인할 수 있었다. 또한 과다월경과 월경곤란증(PMS) 등의 여러 증상이 대폭 개선된 사람도 있었다.

단, 효과에는 개인차가 있었다. 사용방법에 따라 다르지만 소량으로 자궁근종과 자궁내막증에 극적으로 효과가 나타난 사례가 있는가 하면 비교적 쉽게 치료되는 갱년기장애 증상에 대해 사용량을 늘려도 전혀 효과가 없는 경우도 있었다.

스트레스에서
벗어나도록 노력해야

여성질환과 생리이상은 심리상태에 따라 큰 영향을 받는다. 특히 정신적 스트레스는 여성질환 발병과 증상 악화에 관여하는 것으로 알려져 있다. 불안감과 긴장이 연속되었다가 생리가 끊긴 경험은 여성이라면 누구나 겪었을 것이다.

여성질환 외에 생활습관병으로 불리는 질병들도 스트레스가 발병 요인 중 하나로 알려져 있다. 최근 연구 결과에 따르면 스트레스가 체내 비타민을 고갈시키고 면역기능을 떨어뜨린다고 한다.

약간의 스트레스는 오히려 뇌를 활성화시키므로 살아가는 데 필요할 수 있으나 과도한 스트레스는 건강을 해치는 원인이 된다. 스트레스를 적당히 느끼면서 살아가려면 어떻게 해야 할까?

만약 주변 상황을 변화시킬 수 없다면 자기 자신을 변화시키는 수밖에 없다. 그래서 필자가 제안하는 것은 바로 현재의 자기 자신을 있는 그대로 받아들이고 감사하는 마음을 갖는 것이다. 그러면 저절로 스트레스가 사라지는 것을 느끼게 된다. 감사하는 마음은 성격을 온화하게 만들고 마음에 쌓인 원망을 풀어준다.

사소한 일이라도 남에게 도움을 주고 기쁨을 주는 일을 매일 실천하도록 노력해보자. 이러한 실천들이 스트레스에 무너지지 않는 강인한 마음을 만들어준다. 우선 내 주변, 예를 들어 가족을 위해 매일 신발장을 정리한다든지 집 앞마당을 청소하는 것도 좋을 것이다.

이성으로서의 매력을 가꾸는 노력 또한 마음을 강인하게 만들어준다. 사랑에 빠지면 외모 또한 예뻐지고 매력적으로 변하게 마련이다. 또한 한창 연애하고 있을 때는 인간관계나 일로 인한 문제들을 덜 의식하게 된다. 스트레스에서 벗어나 활기 넘치게 생활하다 보면 몸의 컨디션 또한 좋아진다.

감동하는 마음을 갖는 것도 중요하다. 울음과 웃음은 마음의 비타민이라고들 한다. 작은 일에도 감동하는 습관은 마음을 풍요롭게 해주고 심신을 건강하게 만든다. 눈물은 분노, 슬픔과 관련된 호르몬을 분비시켜 억압된 감정들을 분출시키는 계기를 만든다. 또 웃음은 면역세포를 활성화시켜 질병을 완화시킨다는 연구 결과가 있다. 이처럼 감동하는 습관은 질병을 이길 수 있도록 몸과 마음을 단련시켜 준다.

마음을 단련시키는 데는 좌선, 명상, 요가 등도 효과적이다. 이들의 공통점은 숨을 깊게 마시고 천천히 내쉬는 호흡법에 있다. 숨을 30초에 걸쳐서 들이마시고 30초에 걸쳐서 내쉬는 훈련을 통해서 동일한 효과를 얻을 수 있다. 처음만 어렵지 조금만 연습하면 쉽게 배울 수 있는 호흡법이다. 연습할 시간이 부족하면 하루 한 번 심호흡하기만 해도 마음이 한결 가벼워진다.

기분전환을 위해 야외로 나가는 것도 때로는 효과가 있다. 자연광을 쬐는 것은 건강에 큰 도움이 된다. 특히 석양은 여성의 컨디션 조절에 효과적이다. 유리창 너머로 들어오는 태양광보다는 직접 쬐는 것이 좋다. 태양광뿐만 아니라 월광욕도 컨디션을 조절해준다. 머리 위로 쏟아지는 달빛으로 월광욕을 즐겨보기 바란다.

또한 밤에 규칙적으로 수면을 취하면 기분을 안정시키는 신경전달물질인 세로토닌이 활성화되면서 몸의 컨디션이 좋아진다. 최근에 급증하고 있는 우울증과 불안증은 세로토닌 부족으로 생기는 것으로 알려져 있으며 그 원인이 밤샘작업이나 실내 인공조명에 있을 가능성도 있다.

태내기억

필자는 20여 년간 태내기억과 탄생기억에 대한 연구를 해오고 있다(칼럼 15 참조). 뱃속 아기의 목소리를 듣는 것이 아기와 엄마가 유대감을 형성하는 데 많은 도움이 된다고 생각하기 때문이다.

아이들에게 태아 적 기억을 묻다 보면 실로 많은 것을 배우게 된다. 산부인과 의사인 필자는 이를 통해 태교와 출산법을 연구하는 데 큰 도움을 받았다. 엄마 뱃속에서 느낀 여러 감정들과 출산 시의 상황이 아기의 그 후 성장 및 성격과 깊은 관련이 있다는 것을 알게 되었기 때문이다.

지금까지 태아 또는 갓 태어난 아기는 거의 시력이 없는 것으로 알려져 있었다. 그러나 실제로는 태어나기 전부터 이미 시각, 청각, 촉각 등의 오감을 가지고 있다. 뱃속 환경을 "마치 붉은 보라빛깔 슬

라이드 같다"고 표현하는 아이도 있었고 "어두웠지만 따뜻했다"고 표현하는 아이도 있었다. 심지어 "똑, 똑" 하고 엄마가 배를 두드리는 소리나 엄마가 먹었던 음식까지 기억해내는 아이도 있었다.

아기는 자신의 감정과 사고를 가지고 태내에서 보고 듣는 것들을 제대로 감지하고 판단한다. 또한 필자가 들은 여러 이야기들을 종합해볼 때 아기는 자신의 부모나 인생을 스스로 직접 선택해서 태어나는 것으로 보인다.

필자는 태내기억을 계속 연구하면서 인간이란 세상에 태어날 때 나름의 목적을 가지고 태어나는 것이 아닐까 하는 생각을 했다. 적어도 아기들의 상당수는 강한 의지를 가지고 태어나는 것으로 보인다.

그런데 어른이 되면 그 목적을 잃어버리게 된다. 인생의 원래 목적을 상실한 채 자신에게 맞지 않는 삶을 살다 보면 삶이 고달파진다. 이것이 스트레스가 되어 몸과 마음에 무리를 주면서 병이 생기게 된다.

복잡한 현대 사회에서 자신의 인생 목적을 제대로 발견하기란 결코 쉬운 일은 아니다. 그러나 자신이 엉뚱한 삶을 살고 있었음을 깨달았을 뿐인데 병에서 회복되었다는 환자들도 많다.

자신의 느낌을
믿어라

여성질환은 생활환경, 평소의 식단, 마음가짐을 의식적으로 개선함으로써 예방할 수 있다. 또한 마음가짐은 병을 극복하는 데 매우 중요하다. 이는 마음에 역행하는 삶을 사는 것이 버거워지면 그 결과로서 병이 생긴다는 견해와 일맥상통한다.

생리와 호르몬 균형은 정신적인 요인에 쉽게 영향을 받는다. 즉 여성질환이야말로 마음의 상태를 반영하는 질병이라고 할 수 있다.

때때로 여성질환은 자각증상이 없어 발병 사실을 놓치는 경우가 적지 않다. 또한 월경이상을 느끼게 되더라도 비교 대상이 없어서 방치하다가 오히려 증상이 악화되는 경우도 있다. 부인과 진찰을 부담스러워 하는 여성들도 많다. 그러나 불안한 요소가 있다면 하루라도 빨리 진찰과 검사를 받는 것이 좋다.

평소에 믿을 만한 의사를 알아두고 뭔가 이상이 발견되었을 때는 스스로 납득할 수 있는 치료를 받아야 한다. 치료방침에 의심을 품고 있으면 받기 싫은 치료를 억지로 받는 꼴이 된다. 이래서는 치료가 효과를 발휘하지 못한다. 마음가짐은 질병을 극복하는 데 매우 중요한 요소다. 사전 동의라는 의료방침을 추구하게 된 데에는 이러한 배경이 있다.

이 책에서는 화학물질의 영향을 중심으로 여성질환의 예방과 대책을 소개했다. 정보는 많이 알수록 좋지만 어느 방법을 선택할 것인가는 독자 여러분의 판단에 맡기겠다. 스스로 옳다고 생각하는 방법을 선택하는 것이 치료효과를 가장 높일 수 있는 비결이다.

지금까지 설명한 것들을 뒤집는 이야기가 될 수도 있지만, 필자가 만난 사람들 중에는 온갖 화학물질에 노출되어 생활하는데도 건강하게 장수하는 경우도 있다. 반대로 생활 속에서 화학물질과 최대한 접촉하지 않으려고 노력한 사람이 병에 걸려 고생하는 경우도 있다.

나는 의료계에 종사하는 사람으로서 경피독을 비롯해 화학물질에 조금이라도 유해 가능성이 존재한다면 그것을 최대한 배제하는 것이 바람직하다고 생각한다. 그러나 건강은 마음가짐에 따라 생각보다 개인 차이가 크게 발생한다는 사실은 부인할 수 없다.

정도를 벗어나는 무리한 삶은 여성질환의 예방과 치료에 가장 큰 적이다. 예민하고 완벽을 추구하는 사람일수록 암에 걸리기 쉽다는 통계 결과도 있다. 우선 자신의 느낌을 믿는 것부터 시작해보자. 마음에 여유를 갖고 감정을 차분히 가다듬으면 자신의 내면의 목소리를 들을 수 있다.

정답은 내 안에 있다.

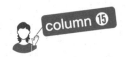

태내기억

태내기억은 100년보다 훨씬 이전부터 전 세계에서 보고되어왔다. 일반적으로 아기는 기억이 없는 것으로 알려져 있었다. 그래서 필자는 2세부터 7세 아이를 키우는 어머니 79명의 협조를 얻어 출생 당시 및 엄마 뱃속에 있었을 때의 기억이 남아 있는지에 대해 아이에게 묻는 설문조사를 실시했다.

그 결과 거의 반 이상의 어머니들로부터 아이가 태내와 출산 당시의 상황에 대해 묘사했다는 예상을 뒤엎는 조사결과를 얻을 수 있었다.

이 조사에서 아이는 뱃속에서 빛깔과 소리를 느끼고 직접 다리를 움직였던 일 등을 기억하고 있었다. 출생 당시의 상황에 대해 태어나는 순간의 아픔과 불쾌감을 말하는 아이도 있었다.

놀랍게도 마치 배꼽 구멍을 통해 외부 세상을 본 것처럼 임신 중에 엄마가 본 풍경을 그대로 기억해내는 아이도 있었다. 또한 극소수였지만 수정되기 전의 모습을 기억하면서 하늘에서 엄마와 아빠를 보고 선택해 세상에 태어났다고 말하는 아이도 있었다.

태내기억을 수집하다 보면 뱃속 아기도 엄연히 감정과 사고기능을 가지고 있음을 알게 된다. 그리고 태어나기 전부터 이미 부모자식 간의 인연이 존재하며 그것이 얼마나 중요한지 새삼 깨닫게 된다. 아기가 스스로 선택해 이 세상에 태어난다는 생명 탄생의 신비로움에 감탄하지 않을 수 없다.

맺음말

사람들은 흔히 현대를 과학만능 시대라고 말한다. 의학도 과학의 한 분야를 차지하면서 다양한 질병들에 대한 원리를 규명하며 불치병을 하나씩 극복해왔다. 그러나 과학이 진보하면서 인간의 삶은 편리해졌으나 그럴수록 오히려 어떤 면에서는 살기 불편한 시대가 되어버렸다.

현대 사회에서 많은 성인들이 삶에 희망을 가질 수 없게 되었고 인류의 미래를 짊어져야 할 어린이들은 활력을 잃어가고 있다. 또한 예전에는 찾아볼 수 없었던 천식이나 아토피, 생리이상과 불임증, 자궁내막증 같은 여성질환이 급증했다.

많은 사람들이 분명 뭔가 잘못되고 있음을 느끼고 있다. 어떤 사람은 음식, 또 어떤 사람은 환경문제나 사회문제 때문이라고 말한다. 각각의 입장에 따라 생각이 다르므로 어느 것이 진실인지는 알 수 없다.

그러나 예전과 비교해 확실히 달라진 것은 우리 주변에 환경호르몬이라 불리는 합성화학물질이 증가했다는 사실이다. 특히 주목할 점은 양과 비례해 독성이 강해진다는 기존의 개념과는 다르게, 이들 합성화학물질은 성인에게는 독성을 나타내지 않지만 극미량으로도 생식기와 태아 발육에 영향을 주는 특이한 성질을 보인다는 것이다.

이에 대해 아직까지 과학은 해답을 제시하지 못하고 있다. 과학적으로 증명된 해답을 우리는 에비던스(evidence)라고 부른다. 그런데 환경호르몬에 대한 에비던스가 확립될 즈음에는 이미 손을 쓸 수 없는 사태가 벌어져 있을 가능성이 높다.

이 책은 산부인과 의사인 필자가 출산 현장을 통해서 본, 현대 사회의 화학물질에 대한 우려들을 서술한 책이다. 따라서 확립된 에비던스를 바탕으로 한 책은 아니다. 어디까지나 우리가 현실에서 직면하고 있는 문제들에 대해 지적한 책이라는 사실을 일러두는 바다.

의학에서는 흔한 일이지만 훗날 이 책의 내용 중에 일부 맞지 않은 부분이 나올 수 있을 것이다. 그러나 정답이 나오기만을 바라면서 아무 행동도 하지 않는 것은 더 위험할 수 있다. 독자에게 지금 문제가 무엇인지 알리고 독자로 하여금 지금 무엇을 해야 하는지 생각하게 만드는 것, 이것이 필자가 이 책을 집필한 가장 큰 이유다. 이 책이 여러분의 삶에 조금이라도 도움이 되었으면 하는 바람이다.

옮긴이 **오승민**

연세대학교 이과대학 화학과를 졸업하고 성균관대학교 제약학과를 졸업했다. 어릴 때부터 아버지 회사
일로 일본을 왕래하며 10년 가까이 거주했다. 현재 번역 에이전시 엔터스코리아 출판기획 및 일본어 전
문 번역가로 활동하고 있다. 주요 역서로는 『시간을 달리는 여유(출간 예정)』, 『외로움의 힘(출간 예정)』,
『축구 전술 포메이션(출간 예정)』 등이 있다.

여성과 아이를 병들게 하는

경피독

초판 1쇄 인쇄 2016년 8월 11일
초판 1쇄 발행 2016년 8월 17일

지은이 이케가와 아키라
옮긴이 오승민

발행인 양문형
펴낸곳 끌레마
등록번호 제313-2008-31호
주소 서울시 종로구 대학로 14길 21 (혜화동) 민재빌딩 4층
전화 02-3142-2887   팩스 02-3142-4006
이메일 yhtak@clema.co.kr

ⓒ 끌레마 2016

ISBN 978-89-94081-63-2 (03510)

• 값은 뒤표지에 표기되어 있습니다.
• 제본이나 인쇄가 잘못된 책은 바꿔드립니다.

이 도서의 국립중앙도서관 출판예정도서목록(CIP)은 서지정보유통지원시스템
홈페이지(http://seoji.nl.go.kr)와 국가자료공동목록시스템(http://www.nl.go.kr/kolisnet)에서
이용하실 수 있습니다.(CIP제어번호: CIP2016014752)